ERICH FRISCHENSCHLAGER
JOHANNES GOSCH

7 KEY FACTS

SO STEIGERN SIE IHRE LEBENSQUALITÄT

ueberreuter

IMPRESSUM

Die Ratschläge und Empfehlungen in diesem Buch wurden von den Autoren und vom Verlag sorgfältig erarbeitet und geprüft, dennoch kann keine Garantie übernommen werden. Eine Haftung der Autoren, des Verlages oder seiner Beauftragten ist ausgeschlossen.

1. Auflage 2016
© Carl Ueberreuter Verlag, Wien 2016
ISBN 978-3-8000-7644-4

Covergestaltung: Saskia Beck, s-stern.com
Lektorat: Mag. Marielle Weiss
Innengestaltung: Walter Reiterer, reiterergrafik.at
Symbole Key Facts: Saskia Beck, s-stern.com
Druck und Bindung: Finidr s.r.o.
www.ueberreuter-sachbuch.at

VORWORT

„Behandle deinen Körper so,
dass deine Seele Lust hat, drin zu wohnen."
(Winston Churchill)

Liebe Leserin, lieber Leser,
wir möchten Ihnen gratulieren, dass Sie sich für dieses Buch entschieden haben.

Es ist als Ratgeber und zugleich als Motivator zu verstehen. Emp-
fehlenswert ist, zuerst eine Selbsteinschätzung Ihrer momentanen
Lebenssituation mithilfe des Selbsttests der *7 Key Facts* vorzunehmen.
Danach können Sie jederzeit mit dem Kapitel Ihrer Wahl fortsetzen.
Die Zeit, die Sie in das Lesen und Umsetzen investieren, ist pure
Gesundheitsvorsorge und wird Ihnen siebenfach guttun.

Wir zeigen Ihnen, wie Sie Ihre Schlüsselfaktoren optimieren können
und dadurch zu einer nachhaltig besseren Lebensqualität finden.
Das Autorenteam beschäftigt sich bereits jahrelang mit diesen
Themen. Unzählige Seminarteilnehmer profitieren von diesem
Know-how und führen jetzt ein aktiveres und zufriedeneres Leben.

Dr. Erich Frischenschlager hat als Bewegungsexperte die
Kapitel „Basics", „Ausdauer", „Kraft" und „Koordination" verfasst.
Mag. Johannes Gosch hat seine Kenntnisse in den Kapiteln „Basics",
„Mentale Stärke", „Entspannung" und „Beziehungen" zu Papier
gebracht.
Angelika Neuhold, Diätologin, Trainerin, Personalentwicklerin und
selbstständige Unternehmerin hat als Ernährungsexpertin das
Kapitel „Ernährung" beigesteuert.

Maßgeblich an der Entstehung dieses Buches beteiligt ist auch die Versicherungsanstalt öffentlich Bediensteter (BVA). Sie hat dieses Projekt von Anfang an unterstützt und setzt die Inhalte bereits mit ihren Versicherten um. Vielen Dank!

Ergänzende Unterlagen und weitere interessante Inhalte zu diesem Buch sowie aktuelle Termine finden Sie auf unserer Website www.active-life.at und www.biolog.at.

Wir wünschen Ihnen Gesundheit, Wohlbefinden und Lebensfreude!
Erich Frischenschlager, Johannes Gosch, Angelika Neuhold

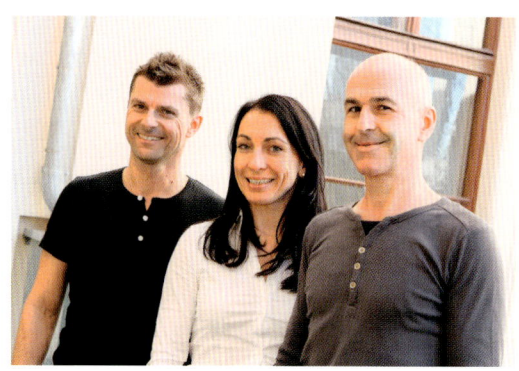

INHALT

7

9

Die Basics: Über die Evolution zur stabilen Gesundheit

Am Anfang war Bewegung

Vieles ist noch ungeklärt in der Evolutionsgeschichte des Menschen. Das, was aber inzwischen ganz sicher ist und was jeder Anthropologe bestätigen wird, ist folgende Tatsache: Wir haben uns bewegt. Viel bewegt!

Es gilt als gesichert, dass sich Männer bis zu 20 Kilometer pro Tag laufend und gehend bewegt haben. Frauen kamen auf die Hälfte dieser Distanz. Für das Überleben war diese weiträumige Bewegung lebenswichtig. Der Homo erectus war vor rund zwei Millionen Jahren der erste Langstreckenläufer. Er lebte auf Wanderschaft und war als aggressiver Räuber darauf angewiesen zu jagen, Beute zu erlegen, und das hauptsächlich mit dem Einsatz seines Körpers. Unsere unmittelbaren Vorfahren der Spezies Homo sapiens machten es dem Homo erectus gleich. Vor 100 000 Jahren setzten sie an, von Afrika aus, die Welt zu Fuß in Richtung Osten zu erobern. Vor 12 000 Jahren waren sie in Südamerika angekommen. Dieser Eroberungszug ist eine unglaubliche körperliche und geistige Leistung, wenn man sich vorstellt, unter welchen Bedingungen und unter welchen Gefahren unsere Vorfahren lebten. Es waren Flüsse, Wüsten, Berge und Urwälder zu durchqueren, sie mussten über den Pazifik segeln und bauten selbst primitive Boote. Sie kamen ohne Karten oder Navigationsgeräte aus, mussten täglich neue Nahrung finden und überstanden Krankheiten ohne medizinische Versorgung. Viele haben natürlich diese fast neunzigtausendjährige Wanderschaft nicht überlebt, aber die Spezies hat es geschafft – als Team.[1]

Es gab in dieser frühen Zeit viele Tiere, die stärker und größer waren als unsere Vorfahren, und viele, die schneller laufen oder sogar fliegen konnten. Und alle wollten sie dasselbe: überleben! Wie wir wissen, haben aber nicht die stärksten Tiere, sondern wir Menschen überlebt. Das Prinzip „Survival of the fittest" wurde sicher jeden Tag mehrfach positiv oder negativ bestätigt, allerdings dürfen wir nicht den Fehler machen, die Fitness auf den Körper zu beschränken. Der trainierte Körper war sicher die Basis für ein Überleben in dieser Welt voller Gefahren. Allerdings wissen wir, dass viele Tiergattungen mit stärkeren Körpern ausgestorben sind. Den Unterschied zu anderen Lebewesen machte unser Gehirn. Gehirnforscher bestätigen heute, dass unsere Fähigkeit zu lernen und uns im Team zu vernetzen – wie zum Beispiel auf der Jagd oder bei der Aufgabenteilung im Sippenverbund – unser Überleben sicherte. Sicher ist auch, dass die Entwicklung unseres Gehirns mit der Bewegung einherging. Und das ist bis heute so![1]

Als die üppigen Regenwälder verschwanden, waren wir dazu gezwungen, von den Bäumen zu klettern und uns in der Ebene zurechtzufinden. Allerdings war die Hierarchie im Fressverhalten hier schon klar geregelt. Wir mussten lernen, schnell vorwärtszukommen, und mussten Strategien entwickeln, um einerseits nicht selbst Beute zu werden und andererseits Nahrungsmittel zu finden und zu erlegen. Ein Meilenstein dabei war die Entwicklung des aufrechten Ganges.
Durch diesen verbrauchten unsere Vorfahren weniger Energie als alle anderen Lebewesen. Wissenschaftler fanden heraus, dass diese plötzlich vorhandene Energie nicht etwa zur Bildung größerer Muskelmasse Verwendung fand, sondern dem Wachstum unseres Gehirns zugute kam. Tatsächlich war unser Gehirn vor sehr langer Zeit gleich groß wie das eines Gorillas oder Orang Utans. Inzwischen ist es aber über dreimal so groß. Es macht heute nur zwei Prozent unseres Körpergewichts aus, verbraucht aber 20 Prozent unserer Energie.[1]

Der aufrechte Gang hatte neben dem kleineren Energieverbrauch einen weiteren Vorteil: Wir hatten plötzlich die Hände frei und konnten Dinge tragen. Nahrung konnte plötzlich auch auf Vorrat gehortet werden. Was bis heute bleibt: Die Beziehung zwischen körperlicher Bewegung, Nahrung und Lernen ist in den „Schaltkreisen" unseres Gehirns fest verdrahtet.

Das Mammut ist schon erlegt
Leider jagen und sammeln wir nicht mehr. Das mag auf den ersten Blick fortschrittlich sein, für unseren Körper ist das aber in vielerlei Hinsicht ein Problem. Die Sesshaftigkeit und immerwährende Verfügbar-

keit von nötigen und unnötigen Lebensmitteln belastet unseren Körper immens. Wir müssen das Mammut nicht mehr erlegen, wir können es als Ganzes oder bereits praktisch portioniert im nächsten Supermarkt gegen Geld eintauschen. Die Auswirkungen sind fatal! Niemals in der Geschichte unseres Daseins waren wir unbewegter als heute. Das ist ein sehr junges Problem, das sich erst nach dem Zweiten Weltkrieg durch den Wohlstand zu entwickeln begann.

Während in den letzten Jahrhunderten die meisten Menschen noch körperlich als Bauern oder Arbeiter ihren Unterhalt verdienten oder unter den Mangelerscheinungen von Kriegen litten, bricht die moderne Lebensweise mit unserer Natur und stellt eine der größten Gefahren für unser langfristiges Überleben dar. Übergewicht und Fettleibigkeit breiten sich weltweit wie eine Pandemie aus. In Amerika sind bereits 65 Prozent übergewichtig, zehn Prozent haben Typ 2 Diabetes oder auch Altersdiabetes, eine zerstörerische Krankheit, die auf Bewegungsarmut und falsche Ernährung zurückzuführen ist. Auch in Österreich ist rund die Hälfte aller Erwachsenen zu dick, jeder Fünfte hat einen Body-Mass-Index von über 30 und kann daher als adipös, also fettleibig, diagnostiziert werden.[2]

Das beeinträchtigt nicht nur die Lebensqualität der Betroffenen und beschert ihnen einen frühen Tod, auch deren Angehörige und die Gesellschaft als solche werden massiv dadurch belastet. Während von Altersdiabetes früher hauptsächlich Erwachsene mittleren Alters betroffen waren, nimmt diese Krankheit inzwischen weltweit epidemische Ausmaße bei Kindern an. Wir bringen uns im wahrsten Sinne des Wortes selbst um. Noch beunruhigender ist, und das ist ein Punkt, der von den wenigsten erkannt wird, dass sich diese Bewegungsarmut auch auf unser Gehirn negativ auswirkt, da sie das Gehirn physisch schrumpfen lässt. Die weltweit in diesem Zusammenhang immer häufiger diagnostizierte Krankheit nennt sich Depression. Wie Sie gleich sehen werden, entdeckten Neurowissenschaftler unglaubliche biologische Beziehungen zwischen Körper, Gehirn und Geist.[3]

Happy durch Bewegung

Weitgehend bekannt ist, dass körperliche Bewegung den Serotonin-, Noradrenalin- und Dopaminspiegel erhöht. Das sind wichtige Neurotransmitter, die für unsere Gedanken und Emotionen eine bedeutende Rolle spielen. Serotonin beeinflusst die Bildung von Nervenzellen (Neurogenese) und praktisch alle zentralnervös gesteuerten Funktionen. Serotonin wirkt sich positiv auf die Stimmung, den Appetit, den Schlaf, die Schmerzverarbeitung, das Gedächtnis, die Stressverarbeitung und die Lust auf motorische Aktivitäten aus. Bei einem Mangel des Wunder-Neurotransmitters leiden immer mehr Menschen an Depressionen, Burn-out, Migräne, Sucht- oder Angststörungen.[4]

Die Pharmaindustrie entwickelte eine ganze Reihe von Medikamenten, die darauf abzielen, den Serotoninspiegel bei den Patienten zu erhöhen, allerdings gekoppelt mit einer ganzen Reihe von Nebenwirkungen. Medizinern ist schon länger bekannt, dass unser Körper selbst Serotonin produziert, allerdings war man bis 1997 der Meinung, dass der Neurotransmitter nicht durch die Blut-Hirn-Schranke in unser Gehirn gelangen kann. Der französische Forscher Francis Chaouloff entdeckte, dass nach einer Ausdauerbelastung von etwa 30 Minuten, wenn vermehrt Fette zur Energiebereitstellung im Körper verstoffwechselt werden, das zuvor gebundene Tryptophan plötzlich die Blut-Hirn-Schranke passieren kann. Tryptophan ist ein Aminosäurevorläufer von Serotonin, geht durch den Anstieg freier Fettsäuren in eine freie Form über und kann den Weg ins Gehirn fortsetzen.[5]

Warum also Serotonin medikamentös inklusive Nebenwirkungen zuführen, wenn unser Körper selbst in der Lage ist, es zu produzieren? Wir brauchen uns dazu nur mindestens 30 Minuten in einer mittleren Intensität zu bewegen.

Eine 1999 durchgeführte Studie an der Duke University in North Carolina bestätigte die Serotonin-Biosynthese von Chaouloff mit folgendem Experiment: Über einen Zeitraum von 16 Wochen wurden drei Gruppen von Personen, die allesamt an Depressionen erkrankt waren, untersucht. Die erste Gruppe bekam das Medikament Zoloft mit dem Wirkstoff Sertralin, dieser gehört zur Gruppe der selektiven Serotonin-Wiederaufnahmehemmer. Die zweite Gruppe hatte dreimal in der Woche ein 45-minütiges aerobes Bewegungstraining und die dritte Gruppe bekam Sertralin verabreicht und machte dieselben sportlichen Übungen. Nach der 16-wöchigen Interventionsphase stellten die Forscher fest, dass die Personen in allen drei Gruppen gleichermaßen einen erheblichen Rückgang der Depressionen verzeichneten. Ungefähr 50 Prozent der Probanden in allen drei Gruppen waren gänzlich geheilt, bei über 13 Prozent ist die Krankheit stark zurückgegangen. Ein Indiz dafür, dass richtig dosierte Bewegung genauso wirkt wie Sertralin.[6]

Depressionen verursachen im Gehirn einen krank machenden Stresspegel, der die Verbindungen zwischen Milliarden von Nervenzellen im Gehirn auflösen kann, so schrumpfen definitiv bestimmte Gehirnregionen durch eine chronische Depression.[3]

Durch körperliche Bewegung und sportliche Betätigung werden eine Kaskade von Neurochemikalien und Wachstumsfaktoren freigesetzt, die diesen Prozess umkehren und die Infrastruktur des Gehirns wieder stärken. Das heißt, das Gehirn reagiert im Grunde wie ein Muskel: Es wächst durch Beanspruchung und schrumpft durch Bewegungsarmut.[3]

Die Neuronen im Gehirn sind durch baumähnliche Verästelungen miteinander verbunden und körperliche Bewegung sorgt dafür, dass diese Verästelungen wachsen und gedeihen und neue Knospen treiben. Dadurch wird die Gehirnfunktion grundlegend verbessert. Aber das ist noch bei Weitem nicht alles!

Bewegung macht schlau

Neben den ausschließlich positiven Eigenschaften der Neurotransmitter, gibt es außerdem einen direkten Zusammenhang zwischen Bewegung und der kognitiven Funktion des Gehirns. Seit einigen Jahren wissen wir, dass körperliche Bewegung die Produktion des Proteins BDNF (Brain Derived Neurotrophic Factor) vorantreibt. BDNF hilft beim Schutz der bestehenden Neuronen und fördert das Wachstum neuer Nervenzellen. Der amerikanische Gehirnforscher John Medina bezeichnet BDNF sogar als Wunderdünger für das Gehirn, der sich ausgesprochen günstig auf Lernprozesse auswirkt.[1]

Dasselbe gilt für den Nervenwachstumsfaktor NFG und für den insulinähnlichen Wachstumsfaktor IGF-1, der von Nervenzellen, die durch Bewegung verstärkt durchblutet werden, aufgenommen wird und die dadurch wiederum leichter erregbar sind. Viele der durch Gehen und Laufen aktivierten Gene und Proteine spielen eine Rolle für das Funktionieren der Synapsen und für die Plastizität unseres Gehirns.[9]

Carl Cotman, Direktor des Institute for Brain Aging and Dementia (zu Deutsch: Institut für Gehirnalterung und Demenz), analysierte 1995 den Lebensstil seiner Patienten und fand dabei heraus, dass bei denjenigen, bei denen in einem Zeitraum von vier Jahren der geringste

Rückgang an kognitiven Funktionen festzustellen war, die Bewegung eine große Rolle spielte. Bis dahin wurde angenommen, dass körperliche Bewegung keinen Einfluss auf das Gehirn hat. Diese Ergebnisse zeigten aber genau das Gegenteil. Um dieser Sache auf den Grund zu gehen, baute Cotman folgenden Versuch auf. Er installierte in Mäusekäfigen Laufräder, damit sich die Tiere bewegen konnten. Anfangs war er skeptisch, ob die Mäuse die neuen „Fitnessgeräte" auch annehmen würden. Aber im Gegensatz zu Menschen scheinen Nagetiere von Natur aus Spaß an körperlicher Aktivität zu haben. Cotmans Mäuse liefen mehrere Kilometer pro Nacht. Sie wurden in mehrere Gruppen unterteilt, abhängig davon, wie viele Nächte sie im Laufrad verbrachten. Dazu wurde auch noch eine Kontrollgruppe untersucht, die ohne Laufräder auskommen musste. Die Gehirne der sportlichen Mäuse zeigten nicht nur eine Erhöhung des BDNF-Spiegels gegenüber der Kontrollgruppe, sondern auch, dass der Spiegel mit den gelaufenen Kilometern korrelierte. Je mehr Kilometer die Mäuse liefen, desto mehr BDNF produzierten sie.[7] Doch damit nicht genug. Fernando Gomez-Pinilla, ein ehemaliger wissenschaftlicher Mitarbeiter Cotmans, testete noch die Auswirkung von BDNF auf den Lerneffekt der Mäuse. Dazu platzierte er eine unsichtbare Plattform in einem kleinen Pool mit trübem Wasser. Nachdem die Mäuse zuerst einen Versuch hatten, um die Plattform zu finden, wurden sie nach einiger Zeit ausgesetzt. Dabei wurde die Zeit gemessen, wie lange sie benötigten, um die Plattform wieder zu finden. Das Ergebnis: Die bewegten Mäuse mit dem erhöhten BDNF-Spiegel konnten die Plattform schneller finden als die Kontrollgruppe. So gelangten die Forscher zu dem Schluss, dass körperliche Bewegung beim Lernen hilft. Cotman meinte dazu, dass körperliche Bewegung eine Verbesserung der Lerngeschwindigkeit bewirkt und dass man effizienter lernen und funktionieren kann, wenn man in körperlich guter Verfassung ist.[3]

Man könnte auch schlussfolgern, dass jetzt erst der Nachweis gelang, dass wir im Laufe der Evolution nicht nur unseren Körper durch Bewegung trainiert haben, sondern dass wir durch Bewegung auch lernfähiger wurden und uns besser neuen Rahmenbedingungen anpassen konnten.

Wie sich die körperliche Fitness auf den Lernerfolg bei Schülern auswirkt, hat die Schulbehörde in Kalifornien erhoben. Anfang dieses

Jahrtausends hat die Behörde in einer umfangreichen Studie an über einer Million Schülern einen sportmotorischen Test durchgeführt und die Teenager in sechs Kategorien eingeteilt, wobei eins die unterste und sechs die oberste Fitness-Kategorie markierte. Danach wurde mit allen Schülern der Stanford-Achievement-Test (SAT) durchgeführt, bei dem die Leistungen in Mathematik und Lesen getestet wurden. Das Ergebnis des SAT stieg mit der Fitness-Kategorie linear an, das heißt, je fitter die Schüler waren, desto besser fielen die Ergebnisse in Mathematik und beim Lesetest aus. Die fittesten Schüler der Kategorie sechs erreichten doppelt so gute Werte wie ihre weniger fitten Mitschüler der Kategorie eins.[3]

Vorwärts in die Vergangenheit
Auch wenn unsere Umwelt und unsere Arbeitsprozesse es heute vielfach nicht mehr erfordern, müssen wir unseren Bewegungsapparat und unsere Organsysteme weiterhin adäquat beanspruchen, da wir sonst ernsthaft krank werden können. Jeder muss für sich selbst Bewegungs- bzw. Lebenskonzepte erarbeiten und umsetzen, die sich an der biologischen Notwendigkeit orientieren. Hier geht es nicht um Sport, sondern um ein gesundes und aktives Leben! Dabei wird Ihnen dieses Buch behilflich sein.

Der Alltag des Homo erectus vor eineinhalb Millionen Jahren bestand bei den Männern vorwiegend aus jagen, sie waren bis zu vier Tage am Stück unterwegs, um Tiere zu erlegen. Die Frauen sammelten an zwei bis drei Tagen Essbares und andere nützliche Dinge, auf jeden Fall waren beide Geschlechter körperlich höchst aktiv. Die Arbeiten reichten von Babys tragen, aus Steinen und Knochen Werkzeuge und Waffen erstellen bis zu Unterkünfte bauen. Es gibt noch immer kleine Sippen in den Urwäldern Afrikas, die Rückschlüsse auf die Lebensweise von früher und auf die konditionelle Belastbarkeit unserer Vorfahren erlauben. Ihre maximale Sauerstoffaufnahme war um 50 Prozent erhöht, sie hatten um 20 Prozent mehr Kraft und stabilere Knochen. Diese waren weitaus robuster, weil sie im Querschnitt leicht oval geformt waren, wodurch sie auch im Alter nicht so leicht brachen, vergleichbar mit den Knochen trainierter Olympioniken. Die Körper unserer Vorfahren waren sehnig und sie wiesen einen um 15 Prozent höheren Grundumsatz auf, als es heute der Fall ist.[8]

Im Laufe der Jahrtausende entwickelten sich die Menschen auch geistig weiter. Ausgeklügelte Strategien sicherten unserer Spezies nicht nur das Überleben, sondern das Gehirn entwickelte sich auch zu einem Organ höherer geistiger Prozesse. Gerade die entwicklungsgeschichtlich jungen Großhirnhälften haben dafür gesorgt, dass wir uns zu lernfähigen, organisierten, kulturschaffenden und reflektierten Wesen entwickelt haben. Als Ausgleich zu den „actiongeladenen" Phasen der Nahrungssuche und der Abwehr von vielerlei Gefahren brauchten auch unsere Vorfahren unbedingt entspannende Zeiten, in denen sie ihre mentalen und körperlichen Speicher wieder auffüllen konnten. Auch heute benötigen wir bei aller Umtriebigkeit ausreichend Zeit für Erholung.

Menschen lebten schon von Urzeit an in den verschiedensten Kollektiven mit unterschiedlichen Wert- und Normsystemen. Bis heute sind wir trotz unserer Individualität soziale Wesen geblieben und benötigen den Kontakt und die Zuwendung des anderen. Der deutsche Gehirnforscher Gerald Hüther plädiert für mehr Diversität in kleinen sozialen Gruppen, um unterschiedliche Anschauungen und Denkweisen miteinander zu verbinden und dabei Neues, Kreatives und Produktives entstehen zu lassen. Gemeinsam sind wir stärker. Oder anders ausgedrückt: Das Ganze ist mehr als die Summe seiner Einzelteile.

Diesen Werten und den damit verbundenen positiven Begleiterscheinungen für die Gesundheit können Sie sich auch annähern, indem Sie die Empfehlungen in diesem Buch aufmerksam lesen und vor allem auch regelmäßig umsetzen. Werden Sie so fit, wie unsere eigenen Vorfahren es waren, aber in einer Lebenswelt mit ausgezeichneten Lebensbedingungen!

Biologisches und kalendarisches Alter
Da diese Unterscheidung für alle *7 Key Facts* wichtig ist, steht sie gleich zu Beginn dieses Buches. Was aber verbirgt sich hinter diesen beiden Begriffen und welche Strategie können wir aus dieser Unterscheidung schlussfolgern?

Kalendarisches Alter: Die unveränderliche Zahl der Lebensjahre einer Person. Biologisches Alter: Die tatsächliche Verfassung des Körpers ist beeinflussbar und kann einem höheren oder niedrigeren kalendarischen Alter entsprechen.

18

Nach dieser Definition ist es für uns erstrebenswert, dass unser biologisches Alter einem viel niedrigeren kalendarischen Alter entspricht. Der Maßstab dafür ist die Funktionstüchtigkeit unseres Körpers, die sich durch Werte wie Köperfett, Blutfettwerte, Verhältnis der Muskelmasse zum Körperfett oder maximale Sauerstoffaufnahme als Index für das Herz-Kreislauf-System abbildet. Da das biologische Alter ein Ergebnis unseres persönlichen Lebensstils ist, sind wir auch selbst dafür verantwortlich. Beeinflussbar ist unser Lebensstil durch Bewegung, Ernährung, Schlaf, Umgang mit Alkohol, Nikotin oder Tabletten und durch unser persönliches Glück in Beziehungen.

Nach einem Bericht der Weltgesundheitsorganisation (WHO) sterben jedes Jahr 38 Millionen Menschen an den Folgen von nicht ansteckenden Krankheiten wie Herz-Kreislauf-Erkrankungen, Diabetes, Lungenkrankheiten und einer Reihe von Krebserkrankungen. 16 Millionen waren demnach jünger als 70 Jahre. Die Ursache seien meist ungesunde Lebensstilfaktoren, darunter Rauchen, Alkoholmissbrauch oder der Genuss von zu viel Fett, Salz und Zucker, warnt die WHO.[10]

Ein Blick in die Krankheitsstatistiken der Ärzte und Spitäler in Österreich zeigt, dass mehr als die Hälfte der Menschen das zweite Drittel ihres Lebens dazu benützen müssen, die Sünden des ersten Drittels so weit gutzumachen, damit sie das dritte Drittel wenigstens beginnen können.[11]

Das ist im Hinblick auf die Entwicklung, dass die Menschen immer älter werden können, eine sehr traurige Prognose, die viel darüber aussagt, in welcher Qualität wir altern werden. Außerdem entsteht ein neues Problem, nämlich das der längeren und intensiveren Pflege der älteren Generation.

Die gute Nachricht ist, dass sich Bewegung und besonders das Ausdauertraining hervorragend dazu eignen, das biologische Alter im Alterungsprozess niedrig zu halten.

Wie Untersuchungen zeigten, fällt die Steigerung der Lebenserwartung durch Sport je nach Disziplin unterschiedlich aus. Im Vergleich zu Nichtsportlern war der Anstieg bei Ausdauersportlern am höchsten. Es folgten Mannschaftssportler aus Fußball, Basketball und Eish... Danach Kraftausdauer- und Maximal- bzw. Schnellkraftsportler Ringer, Gewichtheber und Leichtathleten. Sport ist das be um gesund zu altern. Es ist bis heute kein Medikament b sich so positiv auf den Menschen auswirkt wie regelmäßi viduell abgestimmte Bewegung. Die bis heute einzige wissenschaftlich gesicherte Methode, den älteren Menschen biologisch jünger zu erhalten, als es seinem chronologischen Alter entspricht, ist körperliches Training.[12]

Älteren Sporttreibenden gelingt es, biologisch zehn bis 20 Jahre jünger zu sein als Nichtsportler der entsprechenden kalendarischen Altersstufe. Es gelingt ihnen, 20 Jahre 40 zu bleiben. Der Bewegung treu zu bleiben heißt, länger und qualitativ besser zu leben!

Individueller Lebensstil

Wie im Kapitel „Biologisches und kalendarisches Alter" dargelegt, spielt der individuelle Lebensstil eines jeden Menschen eine bedeutende Rolle für das biologische Alter, für die Gesundheit jedes Einzelnen und letztlich ebenso für eine längerfristige Lebensqualität bis ins hohe Alter.

Sehr gut veranschaulicht sind jene Bereiche, welche für die Gesundheit, aber auch für den sozialen Zusammenhalt verantwortlich sind, im sogenannten Regenbogenmodell, das in Anlehnung an Dahlgren und Whitehead entwickelt wurde.[13]

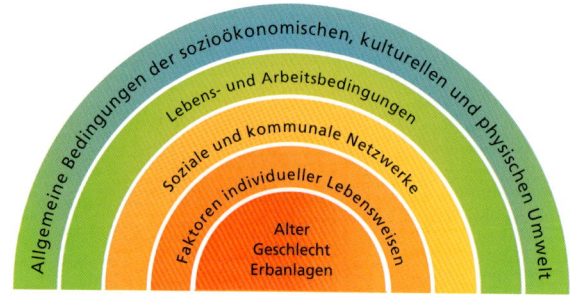

Das Regenbogenmodell

Die in der Grafik angeführten Gesundheitsdeterminanten beeinflussen die Gesundheit der Bevölkerung nachhaltig. Die Grafik zeigt die wichtigsten Einflussbereiche in der physischen und sozialen Umwelt, die von uns selbst verändert werden können und somit Ansatzpunkte für die Gesundheitsförderung darstellen.

Im Zentrum dieses Modells stehen die unveränderlichen Gesundheitsmerkmale *kalendarisches Alter, Geschlecht* und *Erbanlagen*. Diesem

Zentrum am nächsten sind dann die Faktoren der *individuellen Lebensweisen* (orange). Die *7 Key Facts* setzen in erster Linie hier an. Das ist jener Lebensbereich, wo wir eigenverantwortlich am besten positive, gesundheitsfördernde Veränderungen herbeiführen können, beispielsweise was das Bewegungs- und Trinkverhalten oder die Ernährungsweise betrifft. Inwieweit das Gesundheitsverhalten in diesem Bereich tatsächlich beeinflusst werden kann, hängt auch davon ab, welche Einstellung wir zum Leben haben, welche Verhaltensmuster im Laufe des Lebens erworben wurden und welche Menschen und Lebensmuster als Vorbilder dafür vorhanden waren. Auch die Partnerwahl und Auswahl der Freunde zählen weitläufig dazu.

Der nächste Ring des Regenbogens (gelb) beinhaltet alle *sozialen Systeme*. Eingebettet in Familie und Freundeskreis werden wir in unserem Wohlbefinden positiv oder negativ beeinflusst. Allgemein gilt: Eine gute Partnerschaft, harmonische Familienverhältnisse und solide Freundschaften fördern die Gesundheit. Dazu zählen ebenso die nähere Nachbarschaft, Interessengruppen und andere Gemeinschaften.

Die *Lebens- und Arbeitsbedingungen* und die räumliche Umgebung spielen im Hinblick auf Sinnstiftung, Selbstverwirklichung, Arbeitsbedingungen, Wohnverhältnisse, Freizeitangebote, Hygiene oder medizinische Versorgung eine weitere bedeutsame Rolle.

Und nicht zuletzt können sich die *allgemeinen Umweltbedingungen* wie die geografische Lage, die Politik, der wirtschaftliche Zustand, das Rechtssystem, religiöse Strömungen und die Qualität von Luft, Wasser und Boden direkt oder indirekt auf unser Dasein und unsere Gesundheit auswirken.

Insgesamt zeigt dieses Regenbogenmodell sehr plakativ, welche Bereiche unsere Gesundheit und Lebensqualität beeinflussen und an welchen Hebeln gedreht werden kann.

Materielle Basis

Eine entscheidende Grundlage für mehr Lebensqualität ist ein Mindestmaß an materiellem Wohlstand.

Der materielle Lebensstandard einer Person wird zuerst an den finanziellen Möglichkeiten gemessen. Dazu zählen nicht nur die Einkommen auf der personalen Ebene (Gehälter, Gewinne, Pensionen, Krankengelder etc.), sondern auch alle Geldflüsse auf der Haushaltsebene (Familienbeihilfe, Wohnungsbeihilfen etc.).

2012 betrug die Armutsgefährdungsschwelle für Alleinlebende in Österreich 1 090 Euro netto pro Monat. Für jeden weiteren Erwachsenen im Haushalt erhöht sich diese Schwelle um 545 Euro, für jedes Kind unter 14 Jahren um 327 Euro. Diese Armutsdefinition ist aber umstritten, da sie sich allein auf Einkommensdaten stützt.

Die mit dem Einkommen zu finanzierenden Ausgaben für Wohnen, Bildung und andere Verbindlichkeiten wie Kredite und Alimente oder soziale und gesundheitliche Dienste sind nicht berücksichtigt. Gerade für einkommensschwache Personen ist es von großer Bedeutung, wie viel sie für Wohnen, Bildung, Gesundheit oder einen öffentlichen Kindergartenplatz bezahlen müssen. Auch wird mit einer einheitlichen Armutsgefährdungsschwelle ein für alle Menschen gleich hoher Mindestlebensbedarf unterstellt.

Es ist aber beispielsweise davon auszugehen, dass Personen mit gesundheitlichen Beeinträchtigungen höhere Alltagsaufwendungen haben als Personen ohne gesundheitliche Probleme. Die Armutsgefährdungsquote in Österreich lag im Jahr 2012 bei etwa 14 Prozent. Diese Quote steht mit dem Einkommen in Zusammenhang und schließt andere Armutsindikatoren aus.[14]

Tatsächliche Armut ist mithilfe des Indikators Einkommen allein nicht messbar. Sie wird erst im Alltagsleben sichtbar. Mangelnde Ressourcen, Entbehrungen und Verluste von vertrauten Dingen, die zu Einschränkungen im Lebensstandard führen, sind ebenso als Grundlage zur Verbesserung der Lebensqualität im Sinne dieses Buches miteinzubeziehen. Dazu werden jene Kriterien herangezogen, die von einer Mehrheit der Bevölkerung als „absolut notwendig" für einen angemessenen Lebensstandard in Österreich bezeichnet werden.

Abgesehen von einem Dach über dem Kopf sowie ausreichend Essen und Trinken, zählen dazu folgende Kennzeichen:
- Die Wohnung angemessen warm halten zu können
- Regelmäßige Zahlungen wie Wohnungskosten, Kreditrückzahlungen, Gebühren für Wasser, Müll, Kanal und sonstige Rückzahlungsverpflichtungen rechtzeitig begleichen zu können
- Notwendige Arzt- oder Zahnarztbesuche in Anspruch nehmen zu können
- Unerwartete Ausgaben bis zu 1 000 Euro finanzieren zu können
- Bei Bedarf neue Kleidung kaufen zu können

- Jeden zweiten Tag Fleisch, Fisch oder eine vergleichbare vegetarische Speise essen zu können
- Freunde oder Verwandte einmal im Monat zum Essen einladen zu können

Je mehr Bereiche dieses gesellschaftlich anerkannten Mindeststandards nicht gedeckt werden können, desto eher ist von einer Benachteiligung auszugehen. Wer sich aufgrund geringer finanzieller Ressourcen mindestens zwei der genannten Merkmale nicht leisten kann, gilt schon als finanziell benachteiligt.[14]

Mit diesen Ausführungen wird klar, dass für eine Verbesserung der Lebensqualität in den sieben Schlüsselbereichen *Ausdauer, Kraft, Koordination, Ernährung, Entspannung, mentale Stärke* und *soziale Beziehungen* ein Grundeinkommen sowie der beschriebene Lebensstandard wichtige Grundvoraussetzungen sind.

Gesundheit mit Reservekapazität

Die Weltgesundheitsorganisation definiert Gesundheit als einen „Zustand völligen körperlichen, seelischen und sozialen Wohlbefindens". Gesundheit ist aber mehr als ein momentaner idealer Ist-Zustand eines Menschen. Vielmehr ist gesundheitsstabilisierendes Verhalten ein dynamischer Prozess, der auch unter Belastungen den Organismus nicht erkranken lässt. Was passiert, wenn schädigende Umwelteinflüsse, Infektionen, Überbelastungen und Stress auf den Körper einwirken, sehen wir auf der nachfolgenden Grafik. Die Qualität unseres Gesundheitszustandes nimmt ab und unser Körper erkrankt.

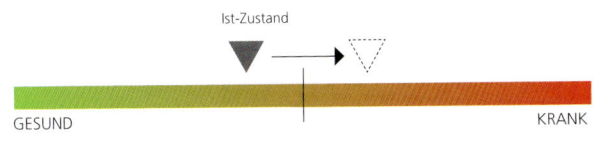

Ein labiler Gesundheitszustand ohne Reservekapazität. Der Körper ist gesund, durch Stressoren wird er aber anfällig und krank.

Unser Ziel sollte stattdessen ein stabiler Gesundheitszustand mit einer größtmöglichen Reservekapazität sein, damit unser Körper in der Lage ist, bei unterschiedlichen Stressoren nicht gleich krank zu werden. Zur

23

Prävention reicht es also nicht aus, nur halbwegs gesund zu sein. Erst eine optimale Reservekapazität garantiert uns, dass unser Bewegungsapparat, unsere inneren Organe, unser Immunsystem und unsere sozialen Verhaltensmuster gesund bleiben, wie die folgende Abbildung zeigt.

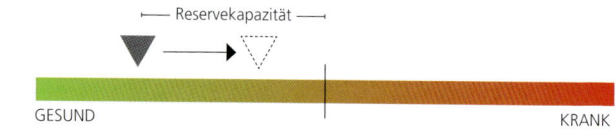

Nur ein stabiler Gesundheitszustand mit Reservekapazität lässt Stressoren abprallen. Der Körper bleibt gesund und „abgehärtet".

In der Prävention ist Gesundheit das Minimum, eine hohe Reservekapazität aber das Optimum. Gerade das Training in unterschiedlichen Bereichen erhöht nicht nur die organische Kapazität, wie Herz-Kreislauf-System, Stoffwechselorgane oder Immunsystem, sondern verbessert auch die psychoregulativen Systeme, wie das vegetative und zentrale Nervensystem. Mit regelmäßigem Training der in diesem Buch beschriebenen *7 Key Facts* können Sie diese Reservekapazität systematisch aufbauen und gewährleisten, dass Ihr Körper und Ihr Geist gesund bleiben.[15]

Das Spinnennetzdiagramm der *7 Key Facts*
Nachdem die evolutionären Zusammenhänge und wichtigen Grundlagen für mehr Lebensqualität klar dargestellt wurden, möchten wir auf die davon abgeleiteten sieben Einflussmöglichkeiten zu sprechen kommen, die, wenn sie in einem gewissen Maß ausgeprägt sind, unseren Lebensstil nachhaltig verbessern. Wir nennen die sieben Bereiche im diesem Buch die *7 Key Facts* oder auch die 7 Schlüsselfaktoren:

1. *Ausdauer:* Die Königsdisziplin für die Funktiontüchtigkeit und Optimierung unseres Herz-Kreislauf-Systems.
2. *Kraft:* Dabei ist die körperliche Kraft gemeint. Die Muskulatur ist unser Jungbrunnen und hilft uns, leistungsfähig zu bleiben.
3. *Koordination:* Mit Geschicklichkeit und hoher Bewegungsqualität verletzungsfrei ein hohes Alter erreichen.
4. *Ernährung:* Unseren Treibstoff – natürlich, bedarfsgerecht und unterstützend – bewusst und genussvoll aufnehmen.

24

5. *Entspannung:* Mit gesundem Schlaf und Ruhephasen zwischendurch Kraft für die Bewältigung des Alltags tanken.
6. *Mentale Stärke:* Zielorientiert, selbstbestimmt, selbstbewusst und mit Freude durch das Leben gehen.
7. *Beziehungen:* Mit anderen achtsam, wertschätzend, unterstützend umgehen und sich – wenn notwendig – abgrenzen können.

Mit Hunderten von Seminarteilnehmern haben wir, die Autoren, die verschiedensten Interventionen durchgeführt, wenn es darum ging, ihre Gesundheit und ihre Lebenszufriedenheit zu verbessern. Im Laufe der Jahre konnten die Coachings und Trainings so optimiert werden, dass nur die effektivsten Methoden übrig geblieben sind. Das Ziel der Seminare ist es, den Teilnehmerinnen und Teilnehmern so viel Know-how in Theorie und Praxis zu vermitteln, dass sie befähigt werden, ihre Stärken und Defizite selbst zu erkennen und an diesen zu arbeiten. Diesen Ansatz hat auch das vorliegende Buch. Wenn Sie eine hohe Lebensqualität anstreben, dann müssen Sie mit sich selbst beginnen. Im Umgang mit Ihrem Körper, mit Ihrer Ernährung und mit Ihrem Geist haben Sie alle Entscheidungen selbst in der Hand. Wenn Sie das Know-how aus jedem Bereich auch für sich anwenden und in Ihren Lebenskontext bringen, werden Sie nach spätestens drei Monaten die ersten Resultate positiv an sich spüren. Nach einem Jahr werden die Übungen und Theorien Ihr „mindset" bestimmen und Teil Ihres persönlichen Lebensstils sein.

Grundsätzlich ist jeder der *7 Key Facts* gleichrangig zu behandeln. Unser Ziel sollte es sein, jedem dieser sieben Schlüsselfaktoren so viel Aufmerksamkeit und Zeit einzuräumen, dass wir auf einer fünfteiligen Skala einen überdurchschnittlichen Wert erreichen, also mindestens den Wert 3 eintragen können. Dazu stellen wir auch ein Diagramm zur Verfügung, um den Ausprägungsgrad zu veranschaulichen, und Fragen, die Ihnen helfen, den Wert einzuschätzen.

Folgendes Beispiel zeigt den Umgang mit dieser Grafik:
Walter hat Defizite in zwei Bereichen, mit einhergehenden gesundheitlichen Problemen. Walter klagt über ständige Verspannungen und hat zeitweise starke Rückenschmerzen im Lendenwirbelsäulenbereich. Beruflich steht er unter Druck und kommt kaum zur Ruhe. Für Kräftigungsübungen und Erholung bleibt wenig Zeit.

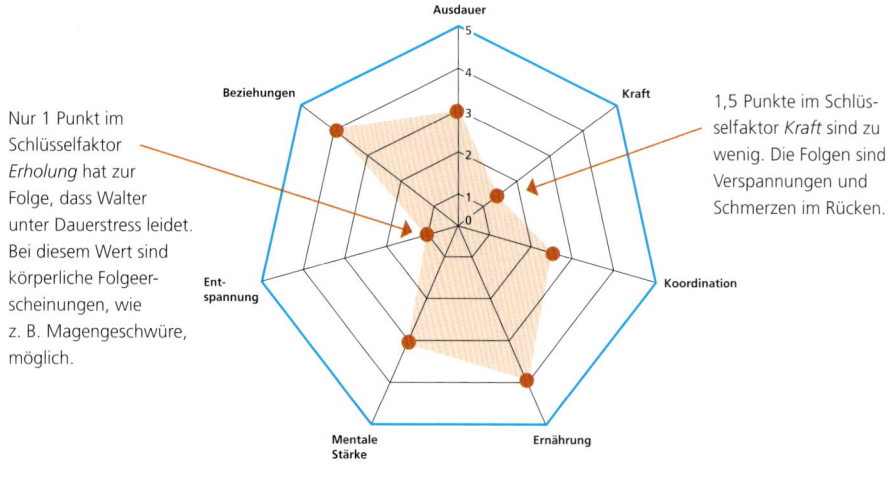

Nur 1 Punkt im Schlüsselfaktor *Erholung* hat zur Folge, dass Walter unter Dauerstress leidet. Bei diesem Wert sind körperliche Folgeerscheinungen, wie z. B. Magengeschwüre, möglich.

1,5 Punkte im Schlüsselfaktor *Kraft* sind zu wenig. Die Folgen sind Verspannungen und Schmerzen im Rücken.

Walters Selbsttest mit augenscheinlichen Defiziten in den Bereichen Kraft und Entspannung.

Walter empfehlen wir, dass er die Key Facts Kraft und Entspannung optimaler entwickelt. Ein gezielteres Ausdauertraining könnte ebenso hilfreich sein. Die Auseinandersetzung mit dem Selbstwert und der Umgang mit SMARTen Zielen wären weitere Ansatzpunkte, mehr dazu im Kapitel „Mentale Stärke".

Die *7 Key Facts:* Der Selbsttest

Beantworten Sie die fünf Fragen zu jedem einzelnen Schlüsselfaktor. Für jede Frage, die Sie gewissenhaft mit „Ja" beantworten können, bekommen Sie einen Punkt auf der fünfteiligen Skala. Falls Sie alle fünf Fragen mit „Ja" beantworten, haben Sie den Höchstwert erreicht. Das heißt nicht, dass Sie sich nicht weiterentwickeln können, aber Sie verfügen über eine solide Basis. Anzustreben wäre ein Wert, der über dem Durchschnitt liegt. 3 Punkte sollten Sie also auf jeden Fall erreichen, sonst ist dieser Schlüsselfaktor unterentwickelt und es herrscht ein dringlicher Handlungsbedarf.

Nun kann man durchaus individuelle Schwerpunkte setzen, sodass man zum Beispiel in einem oder zwei Bereichen bis zum höchsten Wert 5 trainiert. Allerdings sollte man keinen Bereich so vernachlässigen, dass der Wert unter 3 oder gar bei 0 liegt. Bitte schätzen Sie sich selbst ein. Verwenden Sie das nachstehende Diagramm.

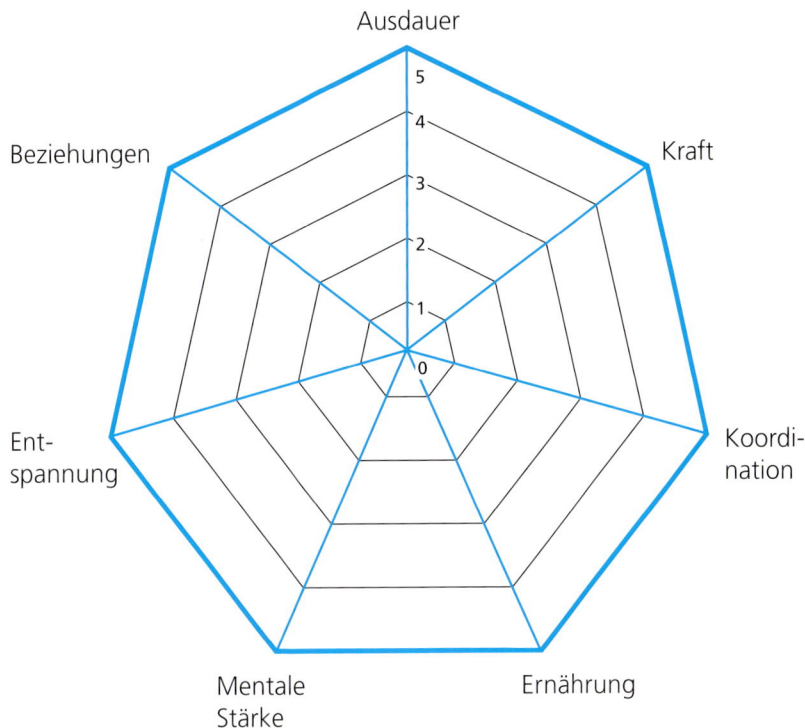

Das Spinnennetzdiagramm der *7 Key Facts*

27

Wir empfehlen Ihnen dazu folgende Vorgehensweise. Kopieren Sie das Diagramm und tragen Sie mit Bleistift, unter Zuhilfenahme der jeweiligen fünf Fragestellungen, Ihre individuellen Werte selbst ein. Denken Sie dabei an Ihre Lebensweise in den letzten drei Monaten. Falls Sie sich mit dem einen oder anderen Schlüsselfaktor schwertun, lesen Sie sich in das entsprechende Kapitel ein.

Nach dieser Einschätzung verbinden Sie die Punkte zusätzlich mit einer Linie und malen die Innenfläche farblich aus. Damit bekommen Sie eine gute Übersicht und wissen, in welchen Bereichen Sie zur Verbesserung Ihrer Lebensqualität ansetzen können.

Fragestellungen zu den *7 Key Facts*

Key Fact 1: Ausdauer
1. Können Sie drei Stockwerke über eine Treppe gehen, ohne sich ausruhen zu müssen?
2. Können Sie zwei Kilometer zügig gehen und sich dabei unterhalten?
3. Trainieren Sie zweimal pro Woche für mindestens 30 Minuten Ihre Ausdauer (Walking, Radfahren, Laufen, Schwimmen etc.)?
4. Gehen Sie täglich die empfohlenen 8 000 Schritte?
5. Haben Sie ein gutes Immunsystem, das auf ein regelmäßiges und wohl dosiertes Ausdauertraining zurückzuführen ist?

Key Fact 2: Kraft
1. Können Sie von sich behaupten, dass Sie keine Beschwerden im Bereich der Wirbelsäule haben?
2. Können Sie eine volle Getränkekiste (ca. 20 kg) beschwerdefrei 20 Meter weit tragen?
3. Können Sie aus der Rückenlage ohne Hilfe der Arme den Oberkörper heben (Sit-up)?
4. Können Sie in Bauchlage Ihre gestreckten Arme und Beine zehn Sekunden hochhalten?
5. Machen Sie zweimal pro Woche für mindestens zehn Minuten Krafttraining?

Key Fact 3: Koordination
1. Schaffen Sie es, 30 Sekunden mit geschlossenen Augen auf einem Bein zu stehen?
2. Betreiben Sie eine koordinativ anspruchsvolle Bewegungsform, wie zum Beispiel Tanzen, Tennis, Fußball, Skifahren, Aerobic etc.?
3. Sind Sie offen für neue Bewegungsformen und probieren diese auch aus? Zum Beispiel: Sie lernen neue Tanzschritte oder Sie spielen neue Musikstücke auf einem Instrument.
4. Können Sie auf steinigen oder wurzeligen oder verschneiten Wegen sicher gehen?
5. Können Sie 20 Meter sicher rückwärtsgehen?

Key Fact 4: Ernährung
1. Trinken Sie Ihrem Körpergewicht entsprechend genug Wasser?
2. Essen Sie täglich zwei Handvoll Obst?
3. Essen Sie bewusst, ohne dabei Medien (Zeitung, TV, Handy etc.) zu konsumieren?
4. Fördert Ihre Ernährung Ihre kurz-, mittel- und langfristigen Lebensziele?
5. Kaufen Sie Lebensmittel überlegt und gesundheitsbewusst ein?

Key Fact 5: Entspannung
1. Können Sie Ihren eigenen Stresspegel erkennen und gut mit regelmäßig wiederkehrenden Belastungen umgehen?
2. Fühlen Sie sich in der Regel morgens ausgeschlafen?
3. Gönnen Sie sich regelmäßig Pausen bzw. ausreichend Ruhe?
4. Haben Sie genügend Frei- bzw. Eigenzeit?
5. Beherrschen Sie eine Entspannungstechnik und wenden diese bei Bedarf an?

Key Fact 6: Mentale Stärke
1. Haben Sie klare Ziele und können diese auch erreichen?
2. Haben Sie einen gesunden und realistischen Selbstwert?
3. Kennen Sie Ihre Stärken und können diese aufzählen?
4. Sind Sie in der Lage, auch kleine Glücksmomente mit allen Sinnen zu genießen?
5. Kennen Sie mentale Techniken, die Sie bei Bedarf auch anwenden?

Key Fact 7: Beziehungen
1. Leben Sie in Ihrer Partnerschaft bzw. Familie in einer guten Beziehungsstruktur?
2. Ist das Arbeitsklima durchwegs positiv?
3. Haben Sie Freunde, auf die Sie sich verlassen können?
4. Können Sie sich gut abgrenzen, haben Sie genügend Raum für sich?
5. Können Sie konstruktive und sachliche, wenn notwendig einfühlsame, Gespräche führen?

Key Fact 1: Ausdauer

Wenn Sie Ihrem Körper und damit auch sich selbst gesundheitlich etwas Gutes tun wollen, dann stärken Sie Ihr Herz-Kreislauf-System. Dieses System wird dann entwickelt und gestärkt, wenn man es belastet. Das beginnt bereits bei einem ausgedehnten Spaziergang und endet für Leistungssportler bei einem Triathlon. Da aber unser Ziel die Erhöhung unserer Lebensqualität und nicht eine sportliche Höchstleistung ist, ist für uns in erster Linie interessant, wie wir mit minimalem Aufwand einen größtmöglichen gesundheitlichen Nutzen für unseren Körper generieren können. Dazu sehen wir uns an, welche Untersuchungsergebnisse aus Studien schon vorliegen, wie ein Ausdauertraining wirkt und wie wir es möglichst effizient umsetzen können.

Was ist Ausdauertraining?

Unter Ausdauer versteht man den Grad der physischen und psychischen Ermüdungswiderstandsfähigkeit sowie die rasche Regeneration nach einer Belastung. Unter einem allgemeinen Ausdauertraining ist eine mindestens zehnminütige Belastung zu verstehen, bei der ein Sechstel der Muskulatur in einer bestimmten Intensität bewegt wird.[1]

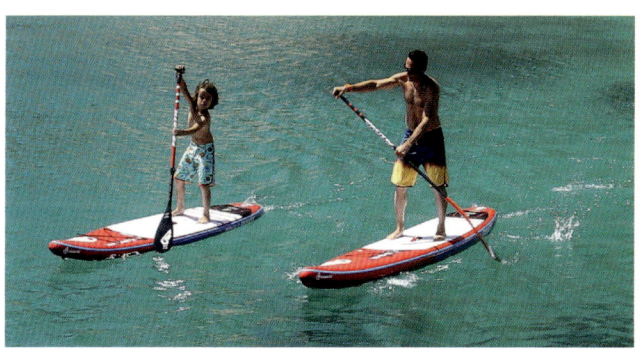

Stand Up Paddling

Wenn zum Beispiel beide Beine (Laufen, Walking, Radfahren, Skaten) oder beide Arme und die Rückenmuskulatur (Rudern, Paddeln) bewegt werden, sind bereits weit mehr als ein Sechstel der Muskulatur beteiligt, was für ein Ausdauertraining völlig ausreichend ist. Grundsätzlich

31

gilt: Je mehr Muskelgruppen an der Bewegung beteiligt sind, desto größer ist der gesundheitliche Trainingseffekt. Durch Nordic Walking, Langlaufen oder Stand Up Paddling (SUP) wird ein Großteil der Muskulatur aktiviert, deswegen kommt diesen Sportarten eine besondere Bedeutung zu. Ausdauer steht damit für Beständigkeit und Stabilität. Das heißt, wenn Sie ausdauernder sind, können Sie länger aktiv sein, ohne dass Sie ermüden. Nach der Belastung erholen Sie sich schneller und sind schneller wieder fit für neue Aufgaben. Ein Effekt, der nicht nur im Sport Vorteile bringt, sondern auch Ihren Alltag ungemein erleichtert. Praktisch als Nebeneffekt wird Ihr Herz-Kreislauf-System durch dieses Training stark verbessert und ökonomisiert. Sie fühlen sich besser und sind den ganzen Tag mobiler.

Das beste Medikament: 8 000 Schritte täglich

Sportwissenschaftler postulieren, dass 8 000 Schritte an fünf Tagen pro Woche ausreichen, um seiner Gesundheit etwas Gutes zu tun, wobei die Intensität ein entscheidender Faktor ist. Sie sollten die 8 000 Schritte in 30 Minuten schaffen, das entspricht einem Tempo, das mittelmäßig anstrengend ist.[2] Auch der Fonds Gesundes Österreich empfiehlt pro Woche 150 Minuten aerobe Bewegung bei einer mittleren Intensität oder alternativ 75 Minuten in einer höheren Intensität. Die mittlere Intensität wird dabei so definiert, dass während der Belastung noch gesprochen werden kann, die Atmung dabei aber etwas beschleunigt ist. Dieses Tempo ist für Einsteiger absolut empfehlenswert. Bei einer höheren Intensität muss man schon tiefer atmen und es sind nur noch kurze Wortwechsel möglich.[3] Hält man sich an die Empfehlung, reduziert man sein Risiko für eine Herz-Kreislauf-Erkrankung schon um 20 Prozent und die Wahrscheinlichkeit, an Brust- oder Dickdarmkrebs zu erkranken, sinkt sogar um 25 Prozent.[2]

Wer 30 Minuten täglich zügig zu Fuß geht, senkt mit diesem simplen und erholsamen Spaziergang sein Risiko für viele Zivilisationskrankheiten körperlicher und seelischer Art bereits um 30 Prozent. Forscher erkennen immer deutlicher, dass es nicht unbedingt Sport sein muss, der dem Körper zugutekommt. Jede Art von Bewegung, dazu gehört eben auch Alltagsbewegung, nützt dem Körper.
Ein Detail am Rande: Wenn Damen mit Stöckelschuhen gehen, ist der Trainingseffekt sogar noch größer. Auf längere Distanzen kann man

diese Schuhe orthopädisch nicht empfehlen, aber auf kurzen Wegen, während der Arbeit oder bei Veranstaltungen, schulen Frauen nicht nur Ihre Balance, sondern stärken auch Waden-, Oberschenkel- und Gesäßmuskulatur.[4]

Allgemein gilt: Wer kurze Distanzen im Alltag zu Fuß bewältigt und auf den Lift verzichtet oder Hausarbeit verrichtet, hat schon viel für seine Gesundheit getan. Zu den Schritten bei einem Spaziergang lassen sich nämlich auch andere Tätigkeiten addieren, wenn man sie in Schritte umrechnet. Eine Hilfe dazu liefert die folgende Tabelle:[11]

Eine Minute der folgenden Tätigkeiten ist so viel wie ...	Schritte
Shopping	70
Leichte Hausarbeit	91
Mit dem Rad im Alltag Wege zurücklegen	121
Tanzen	125
Mit Kindern spielen	136
Gartenarbeit (Rasenmähen, Unkraut jäten ...)	152
Skifahren, Snowboarden, Schwimmen	182
Stiegen steigen	200
Fußball, Tennis, Inlineskaten	212
Radfahren (sportlich), Skilanglauf	242

Begeisterung löste in der Fachwelt auch eine zwölf Jahre dauernde US-Studie mit folgendem Ergebnis aus: Die Wahrscheinlichkeit zu sterben war bei Senioren im Alter von 61 bis 81 Jahren, die täglich 1,6 Kilometer gingen, doppelt so hoch wie bei Gleichaltrigen, die 3,2 Kilometer pro Tag zu Fuß gegangen sind. Kein anderes pharmazeutisches Medikament schafft einen derartigen Nutzen, nämlich die Sterblichkeit zu halbieren.
Ein Tipp: Legen Sie sich einen Schrittzähler zu. Damit objektivieren Sie Ihre Bewegungszeit und messen dabei, ob Sie wirklich 8 000 Schritte in 30 Minuten schaffen. Sehr schön dargestellt ist unser täglicher Bewegungsbedarf anhand der Bewegungsempfehlungen des Fonds Gesundes Österreich. Diese finden Sie im Internet unter „Bewegungsempfehlungen FGÖ".

Das evolutionäre Prinzip der Anpassung

Der menschliche Bewegungsapparat hat sich im Laufe der Evolution immer wieder über Tausende von Jahren an die verschiedensten natürlichen Entwicklungen langfristig anpassen müssen. Daneben passt sich unser Körper aber auch kurzfristig an akute Belastungen an. Als unmittelbare Anpassung steigt zum Beispiel unsere Pulsfrequenz, sobald wir mit einer Bewegung in einer höheren Intensität beginnen. Das ist ein Zeichen dafür, dass unsere Muskulatur durch die erhöhte Aktivität mehr Sauerstoff benötigt und unser Herz aus diesem Grund mehr sauerstoffreiches Blut in die Arterien pumpt. Werden diese Trainingsreize zwei bis drei Mal pro Woche wiederholt, reagiert unser Körper mit einer mittel- bis längerfristigen Anpassung. Diese zeigt sich neben vielen anderen positiven Effekten etwa durch einen Rückgang der Herzfrequenz in allen Belastungsstufen, in einer verbesserten Lungenkapazität oder in einem Absinken des Blutdrucks.

Wie funktioniert diese körperliche Entwicklung aber in jedem Training? Was in der Trainingsplanung von Spitzensportlern längst bekannt ist, können sich auch Gesundheitssportler zunutze machen. Während einer Belastungsphase geht unsere Leistungsfähigkeit immer weiter zurück, wir merken das, indem wir langsam müde werden. In der Phase der Erholung regeneriert sich aber unser Körper über das ursprüngliche Leistungsniveau hinaus. Sportwissenschaftler sprechen von einem Überkompensationseffekt.

Dieser Effekt dauert allerdings nur zwei bis drei Tage an. Wenn man zu lange mit der nächsten Trainingseinheit wartet, startet man wieder vom selben Niveau wie beim letzten Training. Aus diesem Grund sind zum Beispiel drei Trainingseinheiten über mindestens 30 Minuten pro Woche gesundheitlich trainingswirksamer als eine Trainingseinheit pro Woche über 90 Minuten, obwohl die Nettobelastung über die ganze Woche die gleiche ist. Es gilt das Prinzip: Je öfter der Körper einem Reiz ausgesetzt ist, desto schneller reagiert er mit Anpassungserscheinungen. Im Idealfall setzt man den nächsten Trainingsreiz genau in der Superkompensationsphase. So erreicht man schon innerhalb weniger Wochen ein viel besseres Leistungsniveau. Untersuchungen haben gezeigt, dass ein untrainierter Erwachsener innerhalb der ersten drei Trainingsmonate seine maximale Sauerstoffaufnahme (VO2max) verdoppeln kann.[5] Die VO2max ist ein Wert, der als Bruttokriterium für die Ausdauer gilt und über die Ausdauerleistung exakt Auskunft gibt.

Übermotivierte Bewegungsenthusiasten glauben oft, je mehr sie sich anstrengen und je öfter sie trainieren, desto größer ist der Trainingseffekt. Das ist allerdings ein oft folgenschwerer Irrtum. Denn der Körper verbessert seine Leistungsfähigkeit in der Erholungsphase und nicht in der Belastungsphase! Wird die Erholungsphase permanent zu kurz angesetzt, geht es mit dem Leistungsniveau nach unten. Unter Sportlern spricht man in diesem Fall von Übertraining. Wenn das passiert, sollten Sie auf Ihren Körper hören, denn der gibt Ihnen relativ schnell Rückmeldung: in Form eines erhöhten Ruhepulses, einer dauerhaften physischen Erschöpfung und einer psychischen Demotivation. Wenn Sie diese Anzeichen weiter ignorieren, kann es sein, dass Ihr Körper Sie zu einer Pause zwingt. Das Spektrum reicht von Kniebeschwerden über Beinhautentzündungen bis zu Ermüdungsbrüchen.

Eine wichtige Regel lautet daher: Training = Belastung + Erholung

Was das Herz begehrt

Das Herz, der Motor unseres Herz-Kreislauf-Systems, ist unser wichtigster Muskel, weil es das Blut durch unseren Körper pumpt und so dafür sorgt, dass unsere peripheren Muskeln und Organe mit ausreichend Sauerstoff versorgt werden. Unser Körper braucht im Ruhezustand etwa fünf Liter Blut pro Minute, dafür muss unser Herz je nach Größe zwischen 60 und 80 Mal schlagen. Man nennt diese fünf Liter auch Herzminutenvolumen (HMV), das Produkt von Schlagvolumen (SV) und Herzfrequenz (HF). Ein kleines Herz muss also öfter für diese fünf Liter schlagen als ein großes.[8] Ist das Schlagvolumen klein, muss die Frequenz höher sein und umgekehrt.

Es gilt die Formel: HMV = SV mal HF

Ein Effekt des Ausdauertrainings ist, dass unser Herz größer wird, weil es sich an die Beanspruchung durch das Training anpasst. Bei Spitzensportlern kann es bis zur doppelten Größe anwachsen. Weil bei einem so großen Herz die Auswurfmenge pro Herzschlag viel größer ist, sinkt die Herzfrequenz. So ist es auch erklärbar, warum extreme Ausdauersportler oft einen Ruhepuls von nur 30 bis 50 Schlägen haben. Wenn eine untrainierte Person mit einem Ausdauertraining beginnt, ist es sehr wahrscheinlich, dass sich der Ruhepuls schon nach drei Monaten um mindestens fünf Schläge reduziert. Fünf Schläge pro Minute klingt nicht viel, wenn man sich aber ausrechnet, wie viele Schläge sich das Herz über einen längeren Zeitraum erspart, so macht eine solche Reduktion durchaus Sinn. Reduziert sich der Ruhepuls um nur fünf Schläge, spart sich das Herz pro Tag 7 200 Schläge, pro Woche über 50 000 Schläge, in jedem Monat über 200 000 Schläge und im Jahr über 2,6 Millionen Schläge. Wenn man das Herz mit einem Motor vergleicht – und dieser Vergleich ist absolut zulässig – bedeutet das, dass ein Dieselmotor mit viel Hubraum deutlich effizienter arbeitet und langlebiger ist als ein kleiner Benzinmotor, der ein großes und schweres Auto antreiben muss.

Das Kreislaufsystem – Netzwerk des Lebens

Um zu verstehen, wie vorteilhaft sich Ausdauertraining auf das Herz-Kreislauf-System auswirkt, müssen wir zuerst einen Blick auf dieses ausgewogene System werfen. Durch das in sich geschlossene Leitungssystem der Blutgefäße kann das Blut alle Organe erreichen, diese mit Sauerstoff und Nährstoffen versorgen, Abfallprodukte aufnehmen und danach zum Herzen zurückströmen. Diesen Teil des Kreislaufsystems nennt man Körperkreislauf. Den kleineren Teil, in dem das Herz das sauerstoffarme Blut zur Lunge pumpt, wo es wieder mit frischem Sauerstoff angereichert wird, nennt man den Lungenkreislauf. Gefäße, die das Blut vom Herzen in den Körper leiten, werden Arterien genannt. Gefäße, die das Blut sammeln und zum Herzen zurückführen, heißen Venen. Wenn wir vom Blutdruck sprechen, meint man im Allgemeinen den arteriellen Blutdruck im Körperkreislauf. Dieser schwankt bei jedem Herzschlag zwischen dem systolischen Blutdruck (120 mm Hg) während der Kontraktionsphase (Systole) des Herzens und dem diastolischen Blutdruck (80 mm Hg) während der Erschlaffungsphase (Diastole) des Herzens. Der Blutdruck entspricht dem Druck, den der Herzmuskel bei seiner Kontraktion erzeugt. In der Diastole des Herzens fällt der Druck im arteriellen Gefäßsystem nicht, wie im Herzen, auf null ab, sondern bleibt bei etwa 80 mm Hg. Die Erklärung dafür liegt in den elastischen Wandstrukturen der Aorta und der großen Arterie. In den elastischen Fasern der Aorta kann ein Teil des vom Herzen in der Systole erzeugten Drucks gespeichert und in der nachfolgenden

Diastole wieder freigesetzt werden. Dieses System bewirkt, dass das vom Herzen ausgeworfene Blut im Gebiet der Arteriolen und der Kapillaren mit einer beinahe gleichmäßigen Strömungsgeschwindigkeit fließt, wodurch die Versorgung der Körperzellen mit Sauerstoff und Nährstoffen gleichmäßig und relativ unabhängig von der jeweiligen Herzaktion ablaufen kann.

Diese Druckschwankungen der Aorta setzen sich im arteriellen System als Druckwelle fort und führen an den großen Arterien zu Dehnungen an den Gefäßen, die wir an unmittelbar unter der Haut liegenden Gefäßen als Puls wahrnehmen.[8]

Die in der Einleitung beschriebenen negativen Lebensstilfaktoren nehmen maßgeblich Einfluss auf unser Herz-Kreislauf-System. So kommt es an den Innenwänden der Gefäße zu Fett- oder Kalkablagerungen, die dafür verantwortlich sind, dass nur wenig Blut durchfließen kann oder im schlimmsten Fall das Blut gar nicht mehr zirkulieren kann, was unweigerlich zu einem Infarkt führt. Dass die Gefäßelastizität eine wichtige Rolle im System spielt, wurde bereits klar dargelegt. Leider wirken sich Bewegungsarmut und falsche Ernährung negativ auf diese Elastizität aus, weshalb bei den betroffenen Patienten der Blutdruck steigt, das heißt, das Herz muss viel mehr Druck und Kraft aufbringen, um fünf Liter Blut pro Minute zirkulieren zu lassen, als notwendig. Erinnern Sie sich an den Vergleich der beiden Motoren, der Dieselmotor fährt mit geringerer Drehzahl und schafft viel Kraft bei wenig Anstrengung – im Falle des Herzens sind das 2,6 Millionen weniger Schläge pro Jahr! Kein Wunder, dass inzwischen fast jeder zweite Mensch in der westlichen Welt an einer Herz-Kreislauf-Erkrankung stirbt.[9]

Die positive Nachricht lautet, dass Sie mit Bewegung genau diese Funktionen gesund erhalten werden können, die für ein optimales Herz-Kreislauf-System notwendig sind. Sanfte Bewegung greift punktgenau in viele Körpervorgänge ein, lenkt sie in die richtigen Bahnen, wirkt dabei verträglicher und weitaus umfassender, als das eine Tablette könnte. So senkt regelmäßiges Ausdauertraining den Blutdruck, erhält die Gefäße elastisch und beugt Arteriosklerose vor. Die Konzentration von unerwünschten Blutfetten sinkt, die Zähflüssigkeit (Viskosität) des Blutes wird optimiert.

Langfristiges Ausdauertraining wirkt wie Balsam auf das Blut, die Neigung zu Verklumpung und Pfropfenbildung nimmt ab. Wer regelmäßig zu Fuß geht und die Ausdauer trainiert, senkt das Risiko einer Herz-Kreislauf-Erkrankung um 35 bis 37 Prozent.[9]

Herz	• Verringerung von Ruhe- und Belastungspuls • Ökonomisierung der Herzarbeit • Verbesserte Sauerstoffversorgung des Herzens • Verringerung von Herzrhythmusstörungen
Arterielles Blutgefäßsystem	• Verringerung des Blutdrucks • Erhaltung der Gefäßelastizität • Ausbildung von Umgehungskreisläufen • Vorbeugung von Arteriosklerose
Venensystem	• Verbesserter Blutrückfluss aus den Beinen • Vorbeugung von Krampfadern • Geringere Thromboseneigung
Lunge	• Ökonomisierung der Atmung • Verbesserte Sauerstoffaufnahmefähigkeit • Verbesserte Lungenreinigung
Stoffwechsel	• Verringerung von Blutfetten • Anstieg des guten HDL-Cholesterins • Verbesserter Zuckerstoffwechsel • Senkung des Übergewichts
Muskulatur	• Erhöhung der Ausdauerleistung • Schnellerer Abtransport von Schlackenstoffen • Schnellere Regeneration
Nervensystem	• Beruhigende Wirkung auf das vegetative Nervensystem • Abbau von Stresshormonen • Kapazitätsausschöpfung des intellektuellen Systems • Höhere sexuelle Potenz
Psyche	• Antidepressiver Effekt • Steigerung des Wohlbefindens • Erhöhung des Selbstbewusstseins
Immunsystem	• Stärkung des Immunsystems • Weniger Infektionskrankheiten • Niedrigere Tumorrate

Positive Effekte des Ausdauertrainings auf den Organismus[6]

38

Die Dosis macht den Erfolg

Entscheidend für den Erfolg eines gesundheitsorientierten Ausdauertrainings ist die richtige Dosierung nach Trainingshäufigkeit, Trainingsdauer und Trainingsintensität. Eine zu geringe oder zu hohe Trainingsbelastung kann zu Misserfolgen führen. Bereits zehn Minuten Ausdauertraining beugen einem inaktivitätsbezogenen Leistungsverlust des Herz-Kreislauf-Systems vor und kräftigen die daran beteiligte Muskulatur. Größere Effekte auf das muskuläre- und das Herz-Kreislauf-System erreicht man mit einem intensiveren Training, wobei im Gesundheitsbereich der Fokus auf Effektivität und Umsetzbarkeit liegt.

1. TRAININGSHÄUFIGKEIT:

Im gesundheitsorientierten Ausdauertraining haben sich folgende Vorgaben durchgesetzt:

Minimalprogramm: zweimal pro Woche

Optimalprogramm: drei- bis viermal pro Woche

2. TRAININGSDAUER:

Der Anteil der beteiligten Muskulatur an der Bewegung bestimmt über die Trainingsdauer und die Belastungsintensität. Während zum Beispiel beim Laufen das Körpergewicht aktiv getragen werden muss und mehr Muskeln beteiligt sind, wird am Fahrrad das eigene Körpergewicht vom Rad getragen. Deshalb muss man am Fahrrad auch wesentlich länger arbeiten, um gleich viele Kalorien zu verbrennen wie beim Laufen.

Sportart	Trainingsdauer Minimum	Trainingsdauer Maximum	Bemerkung
Nordic Walking	45 Minuten	90 Minuten	Ideal für Einsteiger.
Radfahren	45 Minuten	90 Minuten	Gute Wahl bei Knieproblemen.
Smovey-training	45 Minuten	90 Minuten	Ideal für Einsteiger, fördert die Sensomotorik.
Laufen	30 Minuten	45 Minuten	Für Einsteiger nur im Intervall mit Walken.

Langlauf klassisch	45 Minuten	60 Minuten	Das „Joggen" im Winter.
Inline-Skating	45 Minuten	60 Minuten	Nur mit Protektoren!
Nordic Blading	30 Minuten	45 Minuten	Nur mit Protektoren! Sehr technisch!
Wandern	90 Minuten	180 Minuten	Ideal für Einsteiger. Lange Dauer = gute Fettverbrennung.
Schwimmen	20 Minuten	45 Minuten	Achtung: geringerer Puls wegen Wasserdruck.
Paddeln, Rudern	30 Minuten	45 Minuten	Kräftigt besonders den Oberkörper!
Stand Up Paddling (SUP)	30 Minuten	45 Minuten	Kräftigt den Oberkörper und schult Gleichgewicht und Koordination.

Die ideale Trainingsdauer verschiedener Sportarten nach ihrer Intensität

3. TRAININGSINTENSITÄT:

Wenn wir uns mit der Trainingsintensität beschäftigen, müssen wir uns fragen, wie hoch wir uns während einer Bewegungsphase belasten wollen.

Zum Teil bestimmen wir das schon vor dem Training mit der gewählten Sportart (siehe Tabelle oben). Ist die Zeitvorgabe der Sportart in der Tabelle geringer, ist die Belastung höher, weil viele Muskeln angesprochen werden, und umgekehrt. So eignet sich Nordic Walking zum Beispiel sehr gut für Bewegungseinsteiger, weil man die Intensität sehr gut steuern kann. Geht es bergauf und beginnt der Puls schneller zu schlagen, kann leicht Tempo herausgenommen werden, um wieder in den idealen Pulsbereich zu kommen. Durch die zusätzliche Armbewegung wird auch die Oberkörpermuskulatur beansprucht und es werden zusätzliche Kalorien verbrannt. Laufen als Dauermethode eignet sich für Einsteiger nicht, weil schon das langsame Laufen den Puls extrem in die Höhe treibt. Außerdem sind bei untrainierten Personen Muskeln, Sehnen und Bänder nicht auf diese hohe Belastung ausgelegt und werden sehr schnell überbeansprucht.

Grundsätzlich unterscheiden wir zwei verschiedene Arten des Energiestoffwechsels, die von der Belastungsintensität abhängen: die aerobe und die anaerobe Energiebereitstellung. Ein gesundheitsorientiertes Ausdauertraining sollte im aeroben Bereich stattfinden. In diesem befindet man sich, wenn man in einem Bereich trainiert, der zwischen 65 und 85 Prozent der maximalen Herzfrequenz (HFmax) liegt. In diesem Sektor verstoffwechselt unsere Muskulatur unter Sauerstoffbedingungen Zucker und Fette, wobei Wasser und Kohlendioxid freigesetzt werden. Wird unser Körper mit einer höheren Intensität beansprucht, befinden wir uns im anaeroben Bereich. Diesen sollten wir im gesundheitsorientierten Ausdauertraining meiden, weil unser Körper bei dieser hohen Anstrengung Milchsäure (Laktat) produziert, die über längere Zeit zum Belastungsabbruch führt und die Regenerationszeit verlängert. Aerobes Training hingegen beansprucht und optimiert alle biologischen Systeme in unserem Körper und wirkt sich neutral auf unsere Leistung aus.[6]

Vorteile eines aeroben Trainings	Nachteile eines anaeroben Trainings
Verbrannt werden Zucker und Fette	Verbrannt wird nur Zucker
Harmlose Abfallprodukte: Wasser und Kohlendioxyd	Abfallprodukte: Milchsäure und andere leistungsbegrenzende Stoffwechselabfälle
Kurze Regenerationszeit	Lange Regenerationszeit
Gute Anpassung von Herz-Kreislauf-, Gefäß-, Blut- und Atmungssystem	Gefahr der Überforderung des Herz-Kreislauf-Systems
Niedrige Belastung – wirkt stressabbauend	Hohe Stressbelastung für den Körper
Stärkung des Immunsystems	Mögliche Schwächung des Immunsystems

Vorteile des aeroben und Nachteile des anaeroben Trainings[6]

Während wir die jeweilige Bewegung ausüben, stellen wir also die Intensität mit den Pulsschlägen pro Minute fest. Ein Herzfrequenzmesser (Pulsuhr) ist eine gute Investition, um die Belastung im Training zu kontrollieren.

Wie hoch sollte der Puls sein, mit dem wir trainieren?
Um unseren Trainingspuls zu errechnen, müssen wir zuerst einmal wissen, wie hoch der höchste Puls ist, den wir bei völliger Ausbelastung erreichen können. Wir nennen diesen Puls auch die maximale Herzfrequenz (HFmax). Damit Sie sich nicht völlig verausgaben müssen, um diesen Wert zu erreichen, gibt es auch einige Formeln, mit denen man die HFmax bequem errechnen kann. Die Formeln können individuelle Unschärfen beinhalten, sind aber für den Gesundheitsbereich genügend aussagekräftig.

Maximale Herzfrequenz (HF$_{max}$) nach Strauzenberg:
220 minus Lebensalter

Ausgehend von der maximalen Herzfrequenz ist es leicht, die Trainingsherzfrequenz zu errechnen. Die Trainingsherzfrequenz ist ein Prozentwert der HFmax und wird in jedem Bereich mit einer oberen und unteren Schwelle begrenzt. Auch hier gibt es verschiedene Modelle zur Berechnung. Im gesundheitsorientierten Ausdauertraining hat sich die folgende Einteilung durchgesetzt:

Gesundheitszone	65–75 % der HFmax	Verbesserung des Herz-Kreislauf-Systems
Entwicklungs-zone	75–85 % der HFmax	Entwicklung der körperlichen Fitness
Anaerober Bereich	85–100 % der HFmax	Warnzone: Der Puls ist zu hoch!

Rechenbeispiel für die Sportart Radfahren für einen 40-jährigen Mann:

HF$_{max}$ = 220 minus 40 = 180

42

Gesundheitszone	117–134 Hf	Verbesserung des Herz-Kreislauf-Systems
Entwicklungszone	135–152 Hf	Entwicklung der Fitness
Anaerober Bereich	153–180 Hf	Warnzone: Der Puls ist zu hoch!

Wenn Sie eine Pulsuhr verwenden, können Sie Ihre Schwellen mit einem akustischen Pieps versehen. Die untere Schwelle sollte bei 65 Prozent und die obere Schwelle bei 85 Prozent der HFmax gesetzt werden.

Eine weitere Möglichkeit zur Bestimmung der Trainingsherzfrequenz ist die Formel nach Hollmann:[7]

Trainingsherzfrequenz pro Minute für ein aerobes Training = 180 minus Lebensalter

Da bei dieser Formel keine obere und untere Schwelle, sondern nur ein Wert angegeben ist, wird dieser Wert als Mittelwert genommen. Als obere und untere Schwelle kann man zu diesem Wert jeweils fünf Schläge addieren bzw. von diesem subtrahieren.

Da die verschiedenen Bewegungsarten unterschiedliche Anforderungen an Intensität und Muskelmasse stellen, werden bei beiden Rechenmodellen die Herzfrequenzen leicht angepasst, wie die folgende Tabelle zeigt:

Radfahren, Fahrradergometer, Nordic Walking, Smovey-Training, Inlineskating	Berechneter Trainingspuls
Paddeln, Rudern, Stand Up Paddling (SUP), Skilanglauf klassisch	Trainingspuls plus 5 Schläge
Laufen	Trainingspuls plus 10 Schläge
Schwimmen	Trainingspuls minus 10 Schläge
Wandern im Flachland	Trainingspuls minus 30 Schläge

Die Pulszonen nach Hollmann abhängig von der Sportart[6]

43

Verschiedene Methoden des Ausdauertrainings

Im gesundheitsorientierten Ausdauertraining sind drei Methoden relevant, die wir Ihnen empfehlen und im folgenden Abschnitt vorstellen möchten. Andere Methoden (z. B. die Wettkampfmethode) sind wegen der hohen Intensität dem Leistungssport vorbehalten.

1. DIE KONTINUIERLICHE DAUERMETHODE

Die Dauermethode ist wohl die bekannteste Trainingsform. Sie ist charakterisiert durch eine konstante Intensität, das heißt eine gleichbleibende Herzfrequenz. Das Ziel ist ein gesteigerter Fettstoffwechsel, deswegen sollte die Einheit je nach Sportart mindestens 30 Minuten, besser 45 Minuten dauern. Die Intensität sollte zwischen 65 und 85 Prozent der HFmax liegen, je nach individueller Verfassung.[10]

2. DAS FAHRTSPIEL

Der größte Unterschied zur kontinuierlichen Dauermethode ist, dass die Belastungsintensität immer wieder gewechselt wird, von ganz leicht bis schwer. Hier kann der errechnete Herzfrequenzbereich auch ruhig einmal über kurze Zeit über- bzw. unterschritten werden. Allerdings sollte auf echte Sprints verzichtet werden, weil sonst die Belastung zu hoch wird. Wichtig ist, dass nach höherem Tempo wieder eine Phase der Entlastung folgt, damit die Herzfrequenz sich wieder beruhigen kann. Die Steuerung kann subjektiv, geländebedingt oder auch vom Trainingspartner übernommen werden.

Ein Beispiel: 5–10 Minuten langsamer Lauf, dann mit mittlerem Tempo über eine Stiege, danach eine kurze Gehpause, weiter mit 20 Steps im Hopserlauf, anschließend zehn Minuten locker weiterjoggen usw.

2. DIE EXTENSIVE INTERVALLMETHODE

Die Intervallmethode ist gekennzeichnet durch einen systematischen Wechsel zwischen höheren Belastungsphasen und Erholungsabschnitten. Diese Methode ist hervorragend dafür geeignet, um als Einsteiger mit dem Laufen zu beginnen. Als Grundlagentraining würden wir zuerst mindestens zwei Monate Nordic Walking oder eine ähnlich moderate Sportart in der Dauermethode empfehlen. Dann kann aber im Intervallmodus gearbeitet werden, abwechselnd Gehen und Laufen. Gesteuert werden die Intervalle entweder über eine Zeit- oder eine Herzfrequenzvorgabe.

Beispiel Zeitvorgabe:

Im Wochenrhythmus werden die Zeiteinheiten für das Laufen verlängert.

1. Woche: Wechselintervalle 4 Minuten zügig gehen,
1 Minute laufen. Gesamtbelastung: 30 bis 45 Minuten

2. Woche: Wechselintervalle 4 Minuten zügig gehen,
1,5 Minuten laufen. Gesamtbelastung: 30 bis 45 Minuten

3. Woche: Wechselintervalle 4 Minuten zügig gehen,
2 Minuten laufen. Gesamtbelastung: 30 bis 45 Minuten usw.

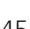

Beispiel Herzfrequenz-Vorgabe:

Sie halten sich an die errechneten Herzfrequenz-Werte von 65 bis 85 Prozent Ihrer HFmax.

Sie beginnen mit lockerem Laufen, so lange, bis Sie 85 Prozent Ihrer HFmax erreicht haben. Dann gehen Sie so lange, bis sich Ihre Herzfrequenz auf 65 Prozent der HFmax beruhigt hat. Eventuell können Sie zu Beginn das Gehintervall sogar bis zu 55 Prozent der HFmax ausdehnen, dann haben Sie eine noch längere Erholungszeit.

Sie werden nach einigen Wochen merken, dass die Laufintervalle viel länger werden, bis Ihr Herz mit 85 Prozent der HFmax schlägt. Das sind die ersten Anpassungserscheinungen Ihres Körpers an die Belastung. Ihr Körper steuert damit auch selbst das Training, eine individuellere Form der Trainingssteuerung gibt es nicht.

Workshop: UKK Walking Test

Der UKK Walking Test wurde in den 1980er-Jahren in Finnland mit dem Ziel entwickelt, die Leistungsfähigkeit des Herz-Kreislauf-Systems der Bevölkerung zu messen. Er ist inzwischen eine international wissenschaftlich anerkannte Methode in der Gesundheitsforschung und der Gesundheitsberatung. Der individuelle Fitnessindex, der mit der maximalen Sauerstoffaufnahme (VO2max) korreliert – dem Bruttokriterium für Ausdauer, Sie erinnern sich –, zeigt das Fitnessniveau und die Qualität des Herz-Kreislauf-Systems unter Berücksichtigung von Lebensalter, Geschlecht, Körpergröße und Körpergewicht. Um die Genauigkeit des Testergebnisses zu erhöhen, vermeiden Sie Alkohol, Nikotin und andere höhere Belastungen am Vor- und Testtag. Wir gehen davon aus, dass Sie am Tag der Testdurchführung gesund sind.

Vor dem Test empfehlen wir einen ärztlichen Check. Folgende Fragen können auf mögliche Gefahren und Hindernisgründe hinweisen:

- Haben Sie einen Herzfehler oder ein Herzleiden?
- Sind Ihre Gelenke schmerzhaft entzündet oder geschwollen?
- Spüren Sie beim Gehen ein Brennen, einen verstärkten Druck oder ein beengendes Gefühl in der Brust?
- Fühlen Sie sich sehr müde?
- Verspüren Sie beim Gehen ein Schwindel- oder Mattigkeitsgefühl?
- Haben Sie Fieber (über 37 °C) oder eine starke Verkühlung?
- Stehen Sie unter einer medikamentösen Behandlung?

TEST-DURCHFÜHRUNG:

1. Wärmen Sie sich fünf Minuten locker auf, stellen Sie sich auf ein zügiges Gehtempo ein. Die Schrittlänge und die Schrittfrequenz sind in einem angenehmen Verhältnis zueinander. Die Arme schwingen aktiv mit.
2. Gehen Sie dann ohne Hilfsmittel, wie z. B. Stöcke, eine zwei Kilometer lange und ebene Strecke. Tipp: Gehen Sie die zwei Kilometer so schnell wie möglich und konstant durch, auch wenn der Puls dabei hoch ist. Achtung: Nicht laufen! Beim Gehen hat immer ein Fuß Bodenkontakt. Praktisch sind bereits vermessene Strecken, wie etwa fünf Mal eine 400 m-Rundbahn oder 20 Mal eine 100 m Sprint-Laufbahn, oder Sie pendeln zwischen zwei Kilometermarkierungen einer öffentlichen Laufstrecke.

3. Gehen Sie Ihr maximales, aber konstantes Tempo vom Start bis zum Ziel. Beginnen Sie weder langsamer, noch erhöhen Sie das Tempo zum Schluss hin.

4. Stoppen Sie Ihre Gehzeit und messen Sie Ihren Puls mit der Hand (an der Arterie in Verlängerung Ihres Daumens oder an der Halsschlagader) gleich nach Erreichen des Ziels: Zählen Sie zehn Sekunden lang Ihre Herzschläge und multiplizieren Sie diese mit sechs. Falls Sie eine Pulsuhr verwenden, nehmen Sie die durchschnittliche Herzfrequenz, alle gängigen Modelle rechnen diese aus.

5. Auswertung: Tragen Sie die gestoppte Zeit, Ihre Herzfrequenz, Alter, Größe und Geschlecht in die automatische Auswertung auf unserer Website ein: www.active-life.at

6. Alternativ dazu können Sie die Auswertung auch manuell rechnen. Hier die beiden Formeln für Frauen und Männer:

Formel UKK-Fitness-Index Männer
420 – (Zeit min x 11,6 + Zeit sec x 0,20 + HF x 0,56 + BMI x 2,6 – Alter x 0,2)

Formel UKK-Fitness-Index Frauen
304 – (Zeit min x 8,5 + Zeit sec x 0,14 + HF x 0,32 + BMI x 1,1 – Alter x 0,4)

ERKLÄRUNG:
Zeit min = Minuten der Gehzeit (z. B. 14:36 > 14 Minuten)
Zeit sec = Sekunden der Gehzeit (z. B. 14:36 > 36 Sekunden)
HF = Herzfrequenz im Ziel oder Durchschnitt, Schläge pro Minute (z. B. 158/min)
BMI = Körpergewicht : Körpergröße in Meter zum Quadrat (kg/m^2)

Hier ersehen Sie die Interpretation Ihres Fitness-Index. Diese Referenzdaten wurden in den 1980er-Jahren erhoben und standardisiert. Korrekterweise muss man hinzufügen, dass es 2002 in Österreich eine größer angelegte UKK Walking Test Untersuchungsreihe gegeben hat und dass der durchschnittliche Fitness-Index von 100 auf 88 gesunken ist. Das zeigt, dass die Qualität des Herz-Kreislauf-Systems durch unsere unbewegte Lebensweise immer weiter abnimmt. Wenn Sie einen Wert

47

um die 90 Punkte errechnen, dann sind sie im österreichischen Durchschnitt, trotzdem sollte Ihr Ziel zumindest 100 Punkte sein.

Bewertung gemäß UKK-Institut	UKK-Fitness-Index
Deutlich unterdurchschnittlich	< 70
Leicht unterdurchschnittlich	70–89
Durchschnittlich (optimal)	90–110
Leicht überdurchschnittlich	111–130
Deutlich überdurchschnittlich	> 130

Key Fact 2: Kraft

Die Muskulatur ist Teil des aktiven Bewegungsapparates und damit hauptverantwortlich für Bewegung, aber auch für unsere Körperhaltung. Körperkraft spielt dabei eine unterschiedliche Rolle.

Im folgenden Kapitel erfahren Sie wichtige Grundlagen über den Zusammenhang der Muskulatur mit unserer Knochendichte, unserem Verletzungsrisiko und der Fähigkeit, Fett zu verbrennen. Außerdem finden Sie am Ende des Kapitels einen Workshop mit zielführenden Übungen, mit denen Sie Ihre Muskulatur ohne zusätzliche Geräte zu Hause in Form bringen.

Was versteht man unter Kraft?

Unter dem Begriff „Kraft" versteht man laut Definition, einen Widerstand zu überwinden oder ihm entgegenzuwirken. Kraft wird auch die Energie genannt, die unsere Muskulatur imstande ist, gegen einen Widerstand aufzubringen, indem sie Sauerstoff und Nährstoffe wie Zucker und Fette verstoffwechselt. Krafttraining ist somit Training an einem Widerstand. Wenn wir Kraft trainieren, kräftigen wir unsere Muskulatur.

Use ist or lose it: Muskeln brauchen Widerstand

In der öffentlichen und medialen Wahrnehmung zur Gesundheitsprävention spielt das Krafttraining im Gegensatz zum Ausdauertraining eine sehr untergeordnete Rolle, und das völlig zu Unrecht. Wir haben im Kapitel über die Ausdauer gesehen, dass Ausdauertraining auf sehr vielfältige Weise alle Systeme, die mit unserem Herz und unserem Blutkreislauf in Verbindung stehen, optimiert. Dazu brauchen wir natürlich auch Kraft in der bei der jeweiligen Sportart bewegten Muskulatur, allerdings keine sehr große Kraft (Maximalkraft), sondern in erster Linie Kraftausdauer. Wenn wir uns darüber Gedanken machen, welche Muskelgruppen an der Ausführung der Bewegung beteiligt sind, können wir auch gleich den Umkehrschluss ziehen und analysieren, welche Muskelgruppen schlecht oder gar nicht trainiert werden. So werden zum Beispiel beim Laufen und Radfahren hauptsächlich die Muskelgruppen in den Beinen und im Gesäß trainiert. Die Bauch- und die untere Rückenmuskulatur leisten etwas Stabilisationsarbeit, die Muskulatur der Brust, des oberen Rückens, des Nackens, der Schulter, des Ober- und Unterarmes leistet aber keine Widerstandsarbeit und wird somit auch nicht trainiert. Die Rumpf- oder auch Core-Muskulatur ist nicht nur bei Bewegungsmuffeln, sondern auch bei vielen Ausdauersportlern abgeschwächt und das führt oft zu gesundheitlichen Beeinträchtigungen am unteren Rücken.

Probleme mit der Lendenwirbelsäule oder „Kreuzschmerzen" sind die Volkskrankheit Nummer eins und diese nimmt beim Älterwerden vehement zu. Bei den 60-jährigen Untrainierten sind es fast 90 Prozent, die sich mit diesen Schmerzen herumschlagen.[1]

Auch bei Muskelfunktionstests im Rahmen unserer Arbeit hat sich gezeigt, dass die Bauch- und Rumpfmuskulatur bei 90 Prozent aller Teilnehmerinnen und Teilnehmer schwach bis stark abgeschwächt ist, und das durchgehend bei allen Altersgruppen, auch bei Personen, die häufig Ausdauer trainieren.

Unser Alltag bietet für unsere Muskeln leider zu wenig Widerstand, damit diese sich entwickeln können. Wir sitzen viel zu lange in Schule, Uni oder Beruf, legen auch kürzere Strecken mit dem Auto oder mit der Straßenbahn zurück, verwenden den Lift statt der Stiege und statt Taschen zu tragen, verwenden wir zunehmend Trolleys, die wir hinter uns her rollen. So schwächen wir Tag für Tag unsere Muskulatur mit dem Effekt, dass sie immer schwächer wird und sich zurückbildet. Das ist eine ganz normale Anpassungserscheinung unseres Körpers, die auch evolutionär festgelegt ist. Aus der Sicht von Jägern und Sammlern ist es durchaus sinnvoll, dass in Phasen, wo genug Nahrung vorhanden ist, die Muskulatur weniger wird. Viel Muskelmasse produziert einen hohen Grundumsatz, das heißt, es muss viel Energie aufgewendet werden für Muskeln, die nicht gebraucht werden.

Am sichtbarsten wird dieser Effekt beim Tragen eines Gipses. Wenn dieser nach einigen Wochen abgenommen wird, ist nicht nur der Gips weg, sondern auch ein erheblicher Teil der Muskulatur geschrumpft. Tatsächlich beträgt der Muskelschwund in einem Gips 25 Prozent bereits nach der ersten Woche.[2] Die Folgen reichen aber viel weiter. Leider nimmt durch eine geringe muskuläre Verspannung auch die Stabilität in unseren Gelenken ab, es kommt vermehrt zu Fehlhaltungen, Gelenksfehlstellungen, Arthrosen, Bandscheibenvorfällen, Bindegewebsschwächen und Schwund der Knochendichte, im schlimmsten Fall droht sogar Osteoporose, eine knochenbrechende Krankheit.

Power reloaded

Mit etwa 25 Jahren besitzen die meisten Menschen die größte Kraft, dieser Zeitpunkt wird auch Kraftgipfel genannt. Zwischen dem 30. und dem 70. Lebensjahr nehmen Muskelmasse und Kraft um etwa 30 Prozent ab. Dieser schleichende Muskelschwund mit gleichzeitigem Kraftverlust wird auch Sarkopenie genannt. Es schwinden die Muskeln, allerdings nehmen Sie diese Masse nicht in Kilo ab. Es scheint fast so, als würde sich das Muskelgewebe in Fettgewebe umwandeln. Ältere Menschen nehmen nicht unbedingt zu, aber die Relation zwischen Muskelmasse und Körperfett verändert sich eindeutig zugunsten des Fettgewebes. Der Körper verändert dabei natürlich sein Aussehen, auch wenn das Gewicht nicht wesentlich mehr wird, zum Leidwesen vieler Betroffener. Auch hier befinden wir uns in einem Dilemma. Je weniger Muskelmasse man hat, desto geringer ist der Kalorienverbrauch und desto schneller setzen sich überschüssige Kalorien als weitere Fettpölster an.

Die gute Nachricht ist, dass es nie zu spät ist, mit dem Krafttraining zu beginnen. Dieser Prozess der Sarkopenie ist durch regelmäßige Beanspruchung der Muskulatur umkehrbar, das heißt, es ist möglich, Körperfett zu reduzieren und Muskelmasse aufzubauen, mit allen positiven Begleiterscheinungen. Dieser Aufbau geht relativ schnell vor sich. Unser Körper zeigt beim Training unserer Muskeln schneller Anpassungserscheinungen als beim Training der Ausdauer, auch bei Seniorinnen und Senioren.

Die junge Ärztin Maria Fiatore ließ zehn Männer und Frauen, die zwischen 87 und 96 Jahre alt waren, acht Wochen lang mit Gewichten ihre Beinstreckkraft trainieren. Das Ergebnis war, dass ihre Muskelmasse an den Oberschenkeln um zehn Prozent zunahm, was die Seniorinnen und Senioren dreimal so kräftig machte. Der Mehrwert bestand vor allem darin, dass sie bereits nach zwei Monaten trittsicherer wurden und schneller gehen konnten als zuvor, die Wahrscheinlichkeit zu stürzen nahm um über 30 Prozent ab.[3] Der Forschergruppe rund um Fiatore gelang damit der Beweis, dass man verloren gegangene Vitalität in jedem Alter zurückgewinnen kann und dass man die Anzahl der gesunden Tage systematisch erhöhen kann. Wir altern ja biologisch. Wenn wir also die Körperfunktionen erhalten, können wir den biologischen Zellenverfall stark verzögern.

Stoffwechselbooster Muskulatur

Unser Körper besteht aus 656 Muskeln, das ist im Vergleich mit anderen Säugetieren nicht viel, und besonders stark sind diese im Vergleich auch nicht. Ein Schimpanse ist zum Beispiel viermal stärker als ein Mensch. Es gibt aber auch beim Menschen Unterschiede. So hat ein Mann um etwa 15 Prozent mehr Muskelmasse als eine Frau. Auch das sicherte der Menschheit vor Tausenden Jahren das Überleben, da Frauen während der Schwangerschaft und in den Zeiten des Stillens auf die eigenen Fettdepots zurückgreifen konnten.

Allerdings frieren Frauen deswegen auch öfter. Menschen mit mehr Muskeln haben eine höhere Körpertemperatur, weil der Stoffwechsel aktiver ist und mehr Energie verbrannt wird, auch im Schlaf. Eine um ein Grad höhere Körpertemperatur verbraucht mehr Energie als eine 45-minütige Walking-Runde.[4]

Werfen wir einen Blick in unsere Muskeln. Diese bestehen aus Muskelzellen, die wegen ihrer länglichen Form auch Muskelfasern genannt werden, die wiederum in Bündeln angeordnet sind. Je zehn bis 50 Muskelzellen werden zu sogenannten Muskelfaserbündeln zusammengefasst und mit einer Bindegewebshaut umgeben. Der Bizeps hat zum Beispiel zwei Millionen solcher Muskelzellen, die bis zu 15 cm lang werden können. In der Muskelzelle bilden die kettenartig angeordneten Sarkomere die kleinsten Bausteine im Muskel. Jedes Sarkomer besteht aus zwei Gruppen von Eiweißmolekülen, den dünnen Eiweißfäden (Aktinfiliamenten) und den dicken Eiweißfäden (Myosinfiliamenten). Wird die Muskelzelle durch einen Nervenimpuls zur Kontraktion angeregt, ziehen die dicken Filiamente die dünnen von beiden Seiten in die Mitte, wobei sich die einzelnen Sarkomerzylinder verkürzen und in der Muskelzelle mechanische Spannung entsteht.[5]

Die Energie wird dabei in den sogenannten Mitochondrien in der Zelle erzeugt, deswegen nennt man diese bakteriengroßen Organellen auch die Kraftwerke der Zelle. Diese sind für unseren Stoffwechsel extrem wichtig. Je stoffwechselaktiver eine Zelle ist, umso mehr Mitochondrien besitzt sie und je mehr Kraftwerke eine Zelle besitzt, desto mehr Kalorien werden verbrannt. Deshalb führt ein muskuläres Training zur Aktivierung des Stoffwechsels und zu einer Zunahme der Anzahl der Mitochondrien in der Muskelzelle.

Wir können also mit jedem Krafttraining die Anzahl der Zellkraftwerke vermehren und dafür sorgen, dass wir mehr Kalorien verbrennen, weil die Zellen mehr Energie bereitstellen müssen. Dieser Effekt ist nicht nur während der Belastung spürbar, sondern auch in Ruhe. Mehr Kraftwerke mit mehr Leistungsfähigkeit sind also auch in Ruhe richtige „Energiefresser", wir erhöhen somit unseren kalorischen Grundumsatz.[4] Für unsere Lebensqualität hat das einen wichtigen Nutzen: Muskeln machen schlank!

Starke Muskeln – starke Knochen

Für eine amerikanische Studie wurden in einer umfassenden Analyse 10 000 Frauen, die über 65 Jahre alt waren, über einen Zeitraum von fünf Jahren untersucht. Diejenigen, die pro Woche zwei Stunden ihren Körper trainierten, hatten um 35 Prozent weniger Beckenbrüche als die Vergleichsgruppe, die kein Training absolvierte. Der positive Effekt durch das Training ist zwei Mal so groß wie der, den man durch das Schlucken teurer Osteoporosetabletten erreichte.[8]

Tatsächlich ist es so, dass sich Bewegung – und hier insbesondere das Krafttraining – positiv auf die Knochendichte auswirkt. Sind wir inaktiv, verlieren wir ab dem 30. Lebensjahr nicht nur Kraft, sondern gleichzeitig entwickelt sich die Dichte der Knochen zurück. Der Zusammenhang liegt auf der Hand: Jeder Muskel ist mit Bändern und Sehnen in Ursprung und Ansatz fix mit einem Knochen verbunden, je stärker ein Muskel zieht, desto mehr müssen Bänder, Sehnen und Knochen dagegenhalten und umso stärker werden diese. Während ein Muskel bei regelmäßiger Belastung innerhalb weniger Wochen seine Kraft verdoppeln kann, brauchen die relativ schlecht durchbluteten Sehnen und Bänder aber Monate, bis sie sich anpassen. Deswegen sollte man, um Verletzungen vorzubeugen, in den ersten Trainingsmonaten auf keinen Fall die Intensität, sondern lediglich den Umfang des Trainings erhöhen. Bleibt das Krafttraining aus, bauen nicht nur die Muskeln, sondern auch die Sehnen und Bänder ab und die Knochen verlieren an Substanz.

Osteoporose ist also weniger eine schicksalhafte Stoffwechselkrankheit, sondern vielmehr die Folge von jahrzehntelanger körperlicher Inaktivität. Mediziner wissen inzwischen, dass die Festigkeit unserer Knochen zu 80 Prozent durch unsere Muskulatur bestimmt wird. Zug und Druck der Muskulatur und die einhergehenden Adaptionen werden dabei vom Geflecht der Knochenzellen, die durch Zellfortsätze untereinander verbunden sind, erfasst und eingeleitet.[6]

Der Schutzschild der Superhelden

Was haben Batman, Superman, Iron Man, Spiderman und Captain America gemeinsam? Sie kämpfen für eine gute Sache und sie haben einen extrem muskulösen Körper. Denn nur mit diesem Körper können sie ihre Abenteuer unverletzt überstehen. Natürlich sind diese Figuren Science Fiction, aber ein Körnchen Wahrheit steckt schon dahinter. Unsere Muskeln umgeben und verspannen unsere Knochen und Gelenke. Je besser und harmonischer diese zueinander trainiert sind, desto mehr Kraftimpulse von außen können von der angespannten Muskulatur ausgeglichen werden, sodass diese Impulse nicht bis zum Knochen durchdringen und ihn schädigen. Sobald wir stürzen, spannen sich reflexartig unsere Muskeln an und schützen so unsere Knochen. Wenn allerdings die Muskulatur zu schwach ist, um diesem Impuls entgegenzuwirken, dann geht der Impuls bis zum Knochen oder zum Gelenk durch. Im schlimmsten Fall brechen dann Teile des Gelenks oder des Knochens ab.

Leider nehmen Oberschenkelhalsbrüche und Hüftbrüche bei Senioren immer mehr zu. Viele Betroffene erholen sich nach einer derartigen Verletzung nicht mehr und bleiben als Pflegefälle ans Bett gefesselt. Die individuellen und sozialen Auswirkungen sind verheerend. Dabei gäbe es ein einfaches Gegenrezept.

Krafttraining steigert, wie wir bereits gelesen haben, auch die Knochenstabilität, sodass diese nicht so leicht brechen, wenn Sie stürzen. Muskuläres Training wirkt somit doppelt ökonomisch im Hinblick auf eine Verletzungsprophylaxe, einmal knochenstärkend von innen heraus und zusätzlich als Schutzpanzer außen herum. Nur durch ihr undurchdringliches muskuläres Schutzschild können unsere Superhelden unverletzt bleiben. Arbeiten wir doch daran, dass auch wir für unseren Körper einen solchen Schutzschild aufbauen.

Myokine: Lichtschwerter gegen die dunkle Seite

Die dänische Zellbiologin Bente Pederson belegte 2007 in zahlreichen Studien, dass sich der Stoffwechsel der Leber und besonders der Zuckerstoffwechsel direkt durch körperliche Arbeit beeinflussen lassen. Pederson entdeckte, dass hormonähnliche Botenstoffe in den Muskeln dafür verantwortlich sind, die sie „Myokine" nannte, abgeleitet von den beiden griechischen Silben „Mys", für Muskel, und „kinos", für Bewegung. Das Besondere an diesen Botenstoffen ist: Sie entstehen nur, wenn Muskeln sich kontrahieren, also Widerstandsarbeit leisten. Myokine bringen unseren Körper dazu, Dinge zu tun, die er alleine nie machen würde. Deswegen reichen Diäten einfach nicht aus, wenn Sie Fett loswerden möchten. Sie müssen ihre Muskeln kontrahieren, um diese „Lichtschwerter" gegen die „dunkle Seite" im Körper zu aktivieren. Dazu gehört Alltagsbewegung genauso wie Ausdauer- und Krafttraining. Inzwischen geht die Wissenschaft davon aus, dass es über 400 verschiedene Myokine gibt, erforscht ist inzwischen aber nur ein Bruchteil davon.[4]

Das Myokin Interleukin 6 (IL6), das sehr vielschichtig im Körper wirkt, haben Forscher zuerst entdeckt, es wird ausschließlich durch intensive Muskelanspannung produziert. Training kann die IL6-Konzentration um mehr als das 100-Fache steigern. Damit wird das Immunsystem gestärkt und der Insulinstoffwechsel in die richtige Bahn gebracht. Zellen, die keinen Zucker mehr aufnehmen, sind durch Muskelarbeit bereit, die Türen für Zucker wieder zu öffnen, weil Insulin seine Arbeit wieder erfüllt. Anstatt überflüssige Nährstoffe als Speckröllchen zu speichern, kann Ihr Körper sie so wieder verwerten. IL6 kann durch Muskelarbeit sogar die Gencodes in den Zellen so verändern, dass sie dauerhaft einen höheren Energieverbrauch zulassen. Dieser Effekt ist umso größer, je weniger Glykogen in den Muskeln vorhanden ist. Das Glykogen dient der kurz- bis mittelfristigen Speicherung und Bereitstellung des Energieträgers Glukose. Je müder Sie also Ihre Muskeln machen, desto größer ist der Effekt. Wenn diese Nachricht nicht zum Training motiviert, welche dann?

Auch beim Fettstoffwechsel hat IL6 ein gewichtiges Wort mitzureden. Der Anstieg von IL6 führt zu einem deutlichen Anstieg der Fettoxidation und lässt die Fettzellen genau über dem aktivierten Muskel schmelzen, dort, wo sie am meisten stören.[4] Zudem hilft IL6 die krankmachende

55

Wirkung des Bauchfetts zu verhindern, indem es das Speicherfett in braunes Energiefett umwandelt, das so wiederum für die Fettoxidation in der Zelle verwendet werden kann.[9]

Muskulatur	• Steigerung der Kraft • Kraftersparnis durch Ökonomisierung der Muskelarbeit • Ausgleich muskulärer Dysbalancen • Vorbeugung gegen Sarkopenie
Stoffwechsel	• Stärkung des Immunsystems • Antrieb für den Insulinstoffwechsel • Antrieb für den Fettstoffwechsel
Bindegewebe	• Straffung des Bindegewebsnetzes • Kräftigung von Sehnen und Bändern
Knochen	• Erhöhung der Knochenfestigkeit • Erhaltung der Knochenelastizität
Gelenke	• Gelenksschutz durch bessere muskuläre Verspannung • Vorbeugung von Arthrose: Verbesserung der Beweglichkeit • Aktivierung des Stoffwechsels im Knorpel • Kräftigung von Bändern und Kapseln
Wirbelsäule	• Beseitigung von Dysbalancen und Haltungs-schwächen • Vorbeugung von Bandscheibenproblemen • Erhöhung der Belastungstoleranz
Nervensystem	• Bessere Reizleitung und Aktivierung im Muskel • Erhöhung der Präzision und Geschwindigkeit in der Bewegungsausführung • Erhöhung der motorischen Koordination und Bewegungsqualität • Unfallprophylaxe
Körperform	• Optimierung des äußeren Erscheinungsbildes
Psyche	• Wohlbefinden und neue Vitalität • Erhöhung des Selbstwertgefühls
Soziale Effekte	• Geringe Pflegebedürftigkeit im Alter • Verbesserte gesellschaftliche Akzeptanz

Positive Effekte des gesundheitsorientierten Krafttrainings auf den Organismus[7]

Jeder Muskeltyp braucht individuelle Reize

Wir unterscheiden zwei verschiedene Typen von Muskelfasern nach ihrer Farbe und ihrem Einsatzzweck. Zum einen die gut durchbluteten roten Muskelfasern (Typ I), die nur mäßig stark sind, aber dafür nur langsam ermüden, und die schlecht durchbluteten weißen Muskelfasern (Typ IIb), die bei schnellen Reaktionen oder Sprints oder wenn schwere Gegenstände bewegt werden aktiv werden. Die Faserverteilung in der menschlichen Skelettmuskulatur ist nie gleich und zum größten Teil genetisch festgelegt. Auch ist die Verteilung im Körper höchst unterschiedlich, so gibt es im Bereich des Oberkörpers mehr ausdauernde Muskeln, bestehend aus roten Fasern, und in den Beinen mehr kräftige weißfaserige Muskeln. Wichtig in diesem Zusammenhang ist, dass beide Typen spezielle Reize brauchen, damit sie angesprochen werden können.

Die Natur hat für verschiedene herausfordernde Aufgaben unterschiedliche Stoffwechselvorgänge im Körper programmiert. Abhängig davon, ob wir unsere Energie aus Kohlenhydraten und Fetten gewinnen und ausreichend Sauerstoff zur Verfügung steht (aerob) oder ob unser Körper unter Sauerstoffmangel (anaerob) die Energiebereitstellung garantieren muss, spielen sich diese Prozesse in unterschiedlichen Zellsystemen ab.

Während der aerobe Stoffwechsel in den Kraftwerken der Zelle, den Mitochondrien, abläuft, spielt sich der anaerobe Stoffwechsel im Zytoplasma, in der Grundbausubstanz jeder Zelle, ab. Je nachdem, wie wir uns belasten, schaltet unser Körper das eine Stoffwechselsystem an und das andere aus.(13)

Ein Beispiel: Gehen wir am Morgen zur Bushaltestelle, wird die Energie aerob in den Mitochondrien bereitgestellt. Sehen wir den Bus schon vorzeitig einfahren und wir müssen die letzten 200 Meter sprinten, um ihn nicht zu verpassen, dann schaltet unser Körper auf den anaeroben Stoffwechsel im Zytoplasma um.

Der im Zytoplasma ablaufende sauerstoffarme Stoffwechsel findet besonders in den weißen großen Muskelfasern statt, diesen können wir am besten mit einem gesundheitsorientierten Krafttrainingsprogramm ankurbeln, während wir den sauerstoffreichen aeroben Stoffwechsel mit einem gesundheitsorientierten Ausdauertraining fördern. Wenn wir unseren Stoffwechsel und damit unseren Kalorienverbrauch ankurbeln wollen, sollten wir am besten beide Systeme anregen.

57

Wie Sie Ihre aerobe Ausdauer voranbringen, haben Sie im letzten Kapitel (Key Fact 1: Ausdauer) gelesen, ein effizientes und leicht umsetzbares Krafttrainingsprogramm finden Sie im Workshop am Ende dieses Kapitels.

Krafttraining: Reize setzen, aber nicht übertreiben
Auch beim gesundheitsorientierten Krafttraining ist die richtige Dosierung das Maß aller Dinge. Ist ein Reiz zu niederschwellig, gibt er unserem Körper keinen Grund, gesundheitsrelevante Adaptionen im Muskel vorzunehmen. Ist der Muskelreiz zu stark, also überschwellig, besteht die Gefahr, dass wir uns überfordern.

Trainingshäufigkeit:
Völlig untrainierte Einsteiger sollten in den ersten vier Wochen eventuell nur ein Training absolvieren. Der oft geäußerte Trainingsgrundsatz „einmal ist keinmal" trifft hier nicht zu, wenn das Training regelmäßig einmal pro Woche durchgeführt wird. Untersuchungen am Institut für Sportwissenschaft an der Universität Bayreuth haben gezeigt, dass bereits ein einmal pro Woche durchgeführtes Krafttraining zu deutlichen Kraftzuwächsen führt. Ein zweimal durchgeführtes Krafttraining bewirkt allerdings wesentlich größere Kraftsteigerungen, während ein dreimaliges Training pro Woche nur geringfügig bessere Ergebnisse ergab, als ein zweimaliges Training. Unter den Gesichtspunkten von Aufwand und Erfolg ist für Gesundheitssportler aus diesem Grund ein zweimaliges Training pro Woche zu empfehlen.[10]

Im gesundheitsorientierten Krafttraining haben sich folgende Vorgaben durchgesetzt:
Minimalprogramm: einmal pro Woche
Optimalprogramm: zweimal pro Woche

Trainingsdauer und -intensität beim Krafttraining mit Geräten:
Grundsätzlich sind diese beiden Parameter in der Trainingslehre zu trennen. Beim Krafttraining hängen sie sehr eng miteinander zusammen. Wenn Sie in einem Fitnesscenter mit Gewichten trainieren, gibt die Wiederholungszahl darüber Auskunft, wie sehr Sie sich belasten (Intensität). Die Gewichte sollten so gewählt werden, dass Sie zwischen zehn und zwölf Wiederholungen schaffen, danach sollte der betroffene

Muskel erschöpft sein. Zehn bis zwölf Wiederholungen entsprechen etwa 70 bis 75 Prozent Ihrer Maximalkraft. Es ist vom gesundheitlichen Standpunkt aus gesehen wesentlich günstiger, von der Wiederholungszahl auf die Maximalkraft hochzurechnen, als das maximale Gewicht einmal zu stemmen. Das würde gerade bei Untrainierten unweigerlich zu Verletzungen führen. Die Trainingsdauer spielt hier eine eher untergeordnete Rolle. Wenn Sie im Studio konzentriert arbeiten und sich nicht stören lassen, haben Sie in 30, höchstens 45 Minuten alle großen Muskelgruppen trainiert.[11]

Wenn Sie Ihre Maximalkraft aufgrund der Wiederholungszahl errechnen möchten, gibt es folgende Formel:

$$\text{Maximalkraft} = \frac{\text{Trainingsgewicht x 100}}{\text{\% der ausgeführten Wiederholungszahl}}$$

Für die Auswertung benutzen Sie die entsprechende prozentuale Leistung Ihrer Maximalkraft.

Wieder-holungen	1	2	3–4	5–6	7–8	9–10	11–13	14–16	17–20
Leistung in %	100	95	90	85	80	75	70	65	60

Ein Beispiel: Sie schaffen beim Bankdrücken mit 70 kg zehn Wiederholungen. Dann ergibt sich folgende Rechnung: (70 mal 100) dividiert durch 75 = 93,33 kg Maximalgewicht.

Was Sie beim Krafttraining beachten sollten:
- Achten Sie darauf, dass Sie die Übung langsam, konzentriert und sauber ausführen. Unter einer sauberen Ausführung versteht man, dass Sie wirklich nur die Muskulatur verwenden, für die das Gerät primär gedacht ist. Stellen Sie das Gewicht zu hoch ein, verwindet sich der Köper am Gerät, weil andere Muskeln auch zum Einsatz kommen, oder Sie arbeiten mit Schwung.
- Atmen Sie gleichmäßig und regelmäßig. Atmen Sie aus, wenn Sie gegen die Schwerkraft arbeiten. Halten Sie niemals die Luft an. Versuchen Sie, den Atemrhythmus dem Bewegungsrhythmus anzupassen.

- Legen Sie das Gewicht nie völlig ab, der Muskel sollte bis zur letzten Wiederholung ununterbrochen unter Spannung stehen. Die Zeit von der ersten bis zur letzten Wiederholung wird dann auch als „Time under Tension" bezeichnet.
- Machen Sie kein Mehrsatztraining, Trainingsreize addieren sich nicht!
- Trinken Sie regelmäßig Wasser während des Trainings.
- Gönnen Sie sich nach dem Training zumindest 48 Stunden Erholung. Ihre Muskulatur benötigt Regeneration. Denken Sie an den Superkompensationseffekt: Die Leistungssteigerung passiert in der Erholungsphase![12]

Trainingsdauer und -intensität beim Krafttraining ohne Geräte:
Das Training mit dem eigenen Körpergewicht, auch Body-Weight-Training, erfreut sich immer größerer Beliebtheit, weil es gleich mehrere organisatorische Vorteile bringt. Erstens ist man völlig unabhängig von diversen Geräten und man ist ortsungebunden. So kann man einzelne Übungen auch während einer Jogging-Runde im Wald einbauen oder sein Programm während des Urlaubs durchführen. Zweitens spart man sich eine Menge Zeit, die Fahrt ins Fitnessstudio mit Parkplatzsuche und die Wartezeit an einzelnen Geräten fallen weg. Drittens spart man sich Geld, indem sich die Gebühr für den Fitnessclub erübrigt. Es gibt auch Sportler, die Krafttraining an Geräten mit Body-Weight-Training kombinieren.

Aus sportlicher Perspektive ist Body-Weight-Training weit umfassender als ein Training an geführten Geräten, da neben dem aktivierten Muskel auch immer auf irgendeine Weise Körperspannung zu halten ist. Wenn wir zum Beispiel einen Liegestütz machen, arbeiten beim Absenken und Hochstemmen des Oberkörpers in erster Linie der Trizeps und die Brustmuskulatur. Damit unser Körper aber nicht durchhängt oder einen Katzenbuckel macht, müssen alle großen Muskelgruppen im richtigen Maß angespannt sein und Stabilisationsarbeit leisten. Die koordinative Komponente ist dadurch ungleich höher als an einem Gerät. Das ist allerdings Vor- und Nachteil zugleich. Während für die einen die Übungen ohne Weiteres zu schaffen sind und sie auf diese Weise ein komplexes Training absolvieren, sind andere damit überfordert. Grundsätzlich gibt es auch beim Body-Weight-Training leichtere und schwierigere Übungen oder Variationen in der Intensität. In Zweieinhalb-Kilo-Schritten lässt sich das eigene Gewicht allerdings nicht anpassen, wie das etwa an Geräten der Fall ist. Für Trainingseinsteigerinnen und Trainingseinsteiger gibt es deswegen ganz leichte Kräftigungsübungen, besonders wenn Sie stark übergewichtig sind.

Die im anschließenden Workshop ausgewählten Übungen sollten für alle zu schaffen sein, zumal auch erleichternde Varianten dargestellt sind. Es braucht auch eine gewisse Trainingszeit, bis Sie sich koordinativ an die Übungen gewöhnt haben. Nach zwei bis drei Wochen sollten Sie aber zumindest technisch keine Probleme mehr haben. Wenn Sie mit dem eigenen Körpergewicht ein Problem haben, investieren Sie zwei bis drei Monate in ein Fitnesscenter. Dort können Sie jeden Muskel isoliert trainieren, so lange, bis Sie die nötige Kraft haben, mit ihrem eigenen Körpergewicht zu arbeiten. Und Sie werden wahrscheinlich auch mit weniger Körpergewicht trainieren können, weil Sie schon etwas Gewicht im Fitnesscenter verloren haben.

Ein-Satz- oder Mehr-Satztraining?

Grundsätzlich unterscheidet man zwischen einem Ein-Satztraining, bei dem pro Muskelgruppe nur ein Trainingssatz bestehend aus zehn bis zwölf Wiederholungen durchgeführt wird, und einem Mehr-Satztraining, bei dem zwei oder mehr Sätze durchgeführt werden. Am Institut für Sportwissenschaft an der Universität Bayreuth haben Forscher über 300 Probanden im Hinblick auf die Effektivität von Ein- und Mehr-Satztraining getestet. Der Kraftzuwachs der Ein-Satztrainingsgruppe betrug in der Kraftausdauer nach 22 Wochen durchschnittlich 178 Prozent. Das Ergebnis zeigt, dass ein Ein-Satztraining, zweimal in der Woche durchgeführt, bei Einsteigern und leicht Fortgeschrittenen zumindest in den ersten fünf Monaten sehr gute und kontinuierliche Fortschritte bewirkt. Das Drei-Satztraining führte zu einem etwas größeren Kraftzuwachs von durchschnittlich 202 Prozent. Für wenig leistungsambitionierte Personen ist der Leistungsgewinn eines Ein-Satztrainings, unter Berücksichtigung des geringen Aufwandes und des sehr guten Erfolgs, ausgezeichnet. Fortgeschrittene, leistungsorientierte Personen werden den Mehraufwand von zwei oder drei Sätzen nicht scheuen, um einen höheren Trainingserfolg zu erzielen. Erwähnenswert ist auch der gewaltige Rückgang der erarbeiteten Kraft während einer achtwöchigen Trainingspause auf 117 Prozent beim Mehr-Satztraining bzw. auf 66 Prozent beim Ein-Satztraining.[10]

Workshop: Krafttraining ohne Geräte

Die folgenden 15 Kräftigungsübungen machen Ihre Muskeln fit. Da Sie keine Geräte brauchen, können die Übungen jederzeit und überall – im Büro, im Urlaub, teilweise auf Ihrer Lieblings-Walking-Strecke – durchgeführt werden. Sie können den Alltag als Trainingsparadies nutzen. Der erste Erfolg stellt sich nach drei bis vier Wochen ein. Danach werden die Übungen ein Teil Ihres Lebens werden. Bei den Variationen bedeutet ein Minus (–) eine Erleichterung, ein Plus (+) eine Erschwernis der Übung.

Trainingsempfehlungen:

- Aufwärmen: Wärmen Sie sich vor jedem Krafttraining 5–10 Minuten auf, damit Ihr Körper auf den Arbeitsmodus umschaltet und optimal vorbereitet ist. Möglichkeiten: lockere Gymnastik, die Gelenke durchbewegen (Schulter, Hüfte, Knie, Sprunggelenke, Handgelenke). Dehnen bitte erst nach der Belastung.
- Globale Muskulatur: Das angebotene Krafttrainingsprogramm besteht aus Übungen für alle wichtigen großen Muskelgruppen wie Arme, Beine, Gesäß, Bauch, Brust, Rücken, Schulter und Rumpf.
- Lokale Muskulatur: Bei den Stabilisationsübungen werden auch die kleinen, tiefer liegenden lokalen Muskeln, die gelenksstabilisierend wirken, gut gekräftigt.
- Varianten: Einige Übungen werden in verschiedenen Varianten mit unterschiedlicher Intensität angeboten. Wenn Ihnen eine Übung anfangs zu schwer ist, machen Sie die leichtere (–) Variante. Gibt es keine leichtere Variante, lassen Sie die Übung einfach weg. Nach einigen Wochen, wenn Ihre Muskulatur bereits gekräftigt ist, versuchen Sie diese Übung einfach wieder.
- Verletzungen: Wenn Ihr Körper bereits Verletzungen erlitten hat und Ihnen eine Übung Schmerzen bereitet, lassen Sie die Übung weg. Holen Sie unbedingt die Meinung Ihres Arztes ein!
- Intensität: Bei diesem Krafttraining zählen wir keine Wiederholungen. Bei Stabilisationsübungen wäre das auch nicht sinnvoll. Unsere Intensitätsvorgabe ist ein Satz mit 30 Sekunden pro Übung. Wenn Sie nach einigen Wochen das Gefühl haben, dass Sie nach 30 Sekunden noch nicht ausgepowert sind, erweitern Sie Ihre Satzlänge in 10-Sekunden-Schritten zunächst auf 40. Da

unterschiedliche Übungen individuelle Schwierigkeitsgrade aufweisen, können Sie Übungen, die Ihnen besonders schwerfallen, auch kürzer ausführen. Das Ziel sollten allerdings 30 Sekunden pro Übung bleiben. Übungen, die Ihnen leichterfallen, können auch länger durchgeführt werden.

- Trainingsdauer: Der Trainingsplan umfasst 15 Übungen, fünf davon müssen einmal auf der einen und einmal auf der anderen Seite durchgeführt werden. Bei 30 Sekunden pro Übung haben Sie eine Nettobelastung von nur zehn Minuten pro Training!
- Time under Tension: Versuchen Sie die belastete Muskulatur während des gesamten 30-Sekunden-Satzes in Spannung zu halten. Legen Sie zum Beispiel bei den Cycle Crunches den Rücken nie ganz am Boden ab, weil dann die Bauchmuskulatur entspannen würde. Wenn Sie unsicher sind, greifen Sie mit einer freien Hand auf die belastete Muskulatur. Sie spüren sofort, wenn der Muskel angespannt ist.
- Pause: Anfangs fallen die Pausen zwischen den Übungen länger aus, da Sie immer wieder nachlesen und die Übungen koordinativ lernen müssen. Wenn die Übungen aber in Fleisch und Blut übergegangen sind, machen Sie maximal 30 Sekunden Pause zwischen den einzelnen Sätzen.
- Timer: Wenn Sie ein Smartphone haben, laden Sie sich einen Intervall-Timer aus dem App-Store auf Ihr Handy. Mit diesem Tool können Sie die Trainings- und Pausenintervalle einstellen, Ihr Handy piepst dann immer nach Ablauf der 30 Sekunden und gibt Ihnen ein anderes Signal, wenn die Pause vorbei ist. Sie müssen dann nicht immer die Uhr im Blick haben.
- Trainingsplan: Führen Sie das Training zweimal pro Woche durch, machen Sie mindestens zwei Tage Pause dazwischen. Aerobes Ausdauertraining ist in den Erholungstagen erlaubt, weil die Belastung eine andere ist. Ein Trainingsplan mit zwei Mal Kraft- und zwei Mal Ausdauertraining könnte so aussehen:

Montag	Dienstag	Mittwoch	Donnerstag	Freitag	Samstag
Krafttraining	Nordic Walking	Trainingsfrei	Krafttraining	Nordic Walking	Trainingsfrei
10 Minuten	45 Minuten	:-)	10 Minuten	45 Minuten	:-)

63

Ein ambitionierter Trainingsplan mit zweimal Kraft- und dreimal Ausdauertraining könnte so aussehen:

Montag	Dienstag	Mittwoch	Donnerstag	Freitag	Samstag
Kraft-training	Nordic Walking	Schwim-men	Krafttraining	Nordic Walking	Trainings-frei
10 Minuten	45 Minuten	30 Minuten	10 Minuten	45 Minuten	:-)

Kraftübungen ohne Geräte

Burpees (Liegestützsprung)

Bei den Burpees handelt es sich um eine komplexe Ganzkörperbewegung, die Ihren Puls schnell in die Höhe treibt. Deswegen sind sie auch eine gute Einstiegsübung, weil Ihr Herz-Kreislauf-System auf Touren kommt.

- *Ausgangsposition:* Sie hocken am Boden.
- Sie springen mit beiden Beinen in die Liegestützstellung.
  (–) *Variation:* Die leichtere Variante ist, nur mit einem Bein in die Liegestützstellung zu springen.
- Springen Sie zurück in die Ausgangsstellung.
- Sie machen einen Strecksprung so hoch wie möglich. Die Arme führen Sie dabei nach oben.

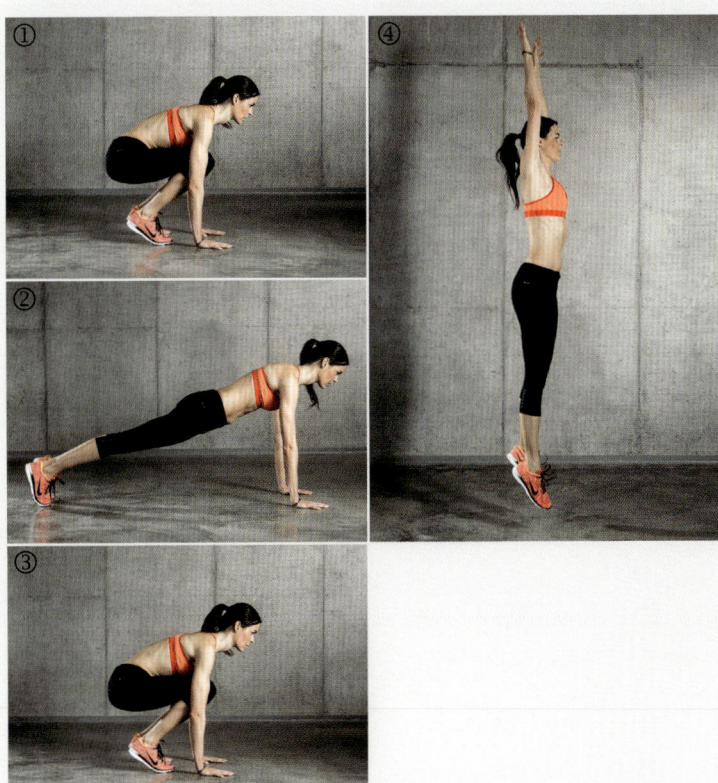

Die vier Positionen der Burpees: Hocke, Liegestütz, nochmal Hocke und Strecksprung

65

Lying Hip Abduction (Beine abspreizen liegend)

Eine sehr wirksame Übung für Ihren kleinen und mittleren Gesäßmuskel. Die schwierige Variante fordert zusätzlich eine sehr kontrollierte Körperspannung von Ihnen. Beide Übungsvarianten müssen sowohl links als auch rechts durchgeführt werden.

- *Ausgangsposition:* Sie liegen seitlich am Boden, der Kopf kann gehoben oder auf den ausgestreckten Arm gelegt werden. Mit der anderen Hand stützen Sie sich vor dem Körper am Boden ab. Ziehen Sie beim oberen Bein die Zehen zum Schienbein.
- Heben Sie das obere Bein so hoch wie möglich in die Zielposition, danach führen Sie es wieder langsam nach unten. Allerdings nur so weit, dass Ihre Beine nicht aufeinander zu liegen kommen, so bleibt Ihr Gesäßmuskel während der ganzen Übungszeit unter Spannung

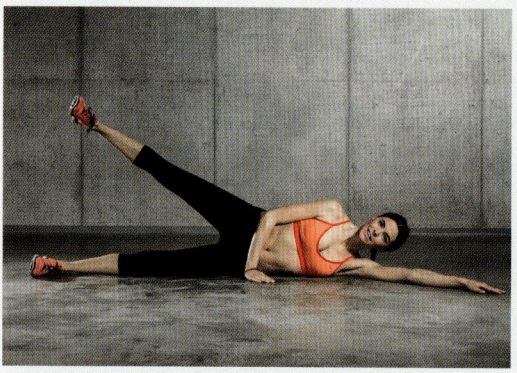

Lying Hip Abduction Grundübung Zielposition

66

- *(+) Variation:* Bei der Ausgangsposition stützen Sie sich in Seitenlage auf dem Unterarm ab. Der Körper ist durchgespannt bis zu den Füßen, die den Boden berühren.
- Heben Sie in dieser Stellung das obere Bein in die Zielposition, so weit Sie können.

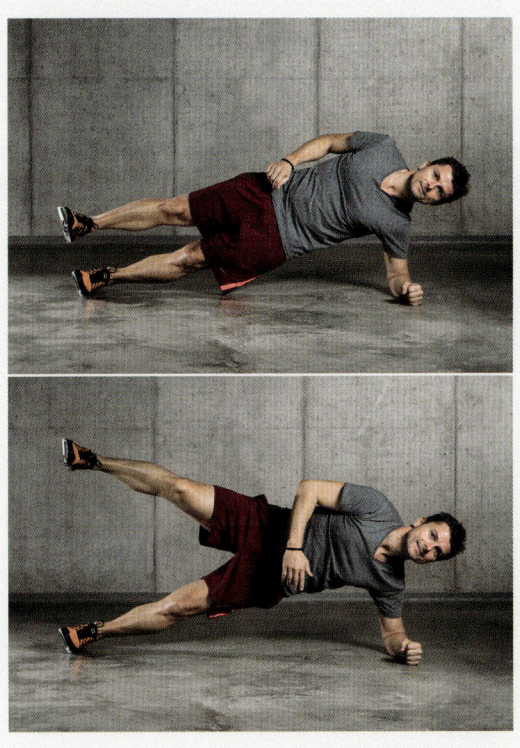

(+) Variation Lying Hip Abduction Ausgangsposition / Zielposition

Cycle Crunches (Fahrrad-Crunches)

Der gerade Bauchmuskel ist ein relativ langer Muskel, der sehr stark zur Abschwächung neigt. Durch das Heben des Oberkörpers kräftigen Sie vor allem die mittleren und oberen Anteile, durch die Radfahrbewegung mit den Beinen vor allem die unteren Anteile.

- *Ausgangsposition:* Sie liegen auf dem Rücken, das linke Bein ist gestreckt, berührt aber nicht den Boden. Das rechte Bein ziehen Sie zur Brust, Ober- und Unterschenkel sind abgewinkelt. Ihre Arme sind so gebeugt, dass Ihre Fingerspitzen die Schläfen berühren.
- Rollen Sie jetzt Ihren Oberkörper in die Zielposition, sodass er bis zum Rippenbogen keinen Bodenkontakt hat. Der Blick ist dabei nach oben gerichtet, der Kopf bildet die gerade Verlängerung der Halswirbelsäule.
- Nachdem Sie den Oberkörper wieder gesenkt haben, wechseln Sie die Beinposition, strecken das rechte Bein nach vor und ziehen das linke zur Brust.

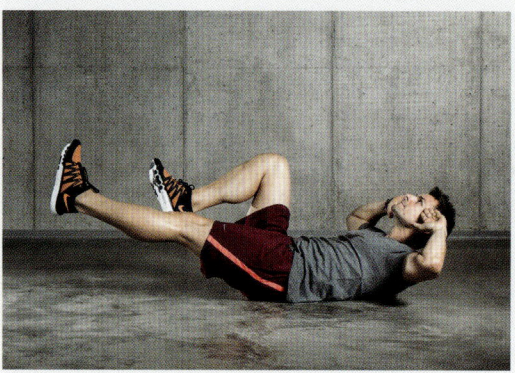

Cycle Crunches Zielposition

68

Thumbs Up (Daumen hoch)

Ihr Rücken wird durch diese Übung sehr gut trainiert. Vor allem die langen Rückenstrecker, die hinteren Anteile des Deltamuskels und der Trapezmuskel.

- *Ausgangsposition: S*ie liegen flach auf dem Bauch, strecken Ihre Arme auf Schulterhöhe beidseitig weg und bilden zwei Fäuste, wobei die Daumen nach oben zeigen.
- Heben Sie nun die Schultern, den Kopf und die Brust vom Boden ab. In dieser Position heben Sie Ihre getreckten Arme so hoch wie möglich in die Zielposition.

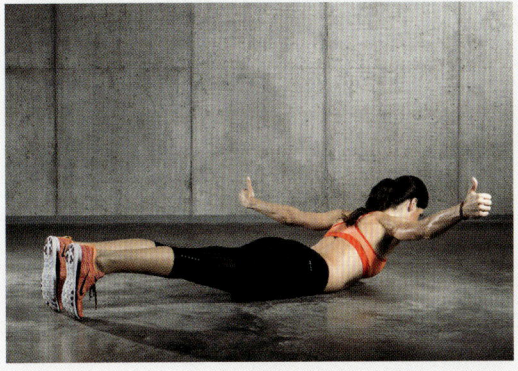

Thumbs Up Zielposition

Russian Twist (Russischer Twist)

Auch die schräge Bauchmuskulatur ist durch unseren bewegungsarmen Alltag stark abgeschwächt, wenn wir sie nicht trainieren. Der Russian Twist ist eine hervorragende Übung zur Stärkung der oberen und unteren Anteile.

- *Ausgangsposition:* Setzen Sie sich aufrecht auf den Boden, die Arme verschränken Sie vor dem Körper. Beugen Sie beide Beine und heben Sie diese ein wenig vom Boden ab.
- *Zielposition:* Aus dieser Grundposition drehen Sie den Oberkörper so, dass sich Ihr rechter Ellenbogen und Ihr linkes Knie annähern, dann Ihr linker Ellenbogen und Ihr rechtes Knie.

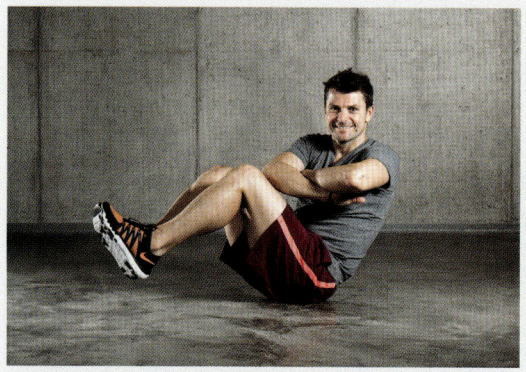

Russian Twist Zielposition

Plank (Planke)

Die Planke ist eine sehr wirksame Stabilisationsübung. Dabei brauchen Sie sich nicht zu bewegen, sondern sollen nur Ihren Körper richtig stabilisieren. Angesprochen werden alle großen Muskelgruppen im Körper, vor allem aber die Rumpf- und Rückenmuskulatur.

- Positionieren Sie Ihren Körper in der Bauchlage und stützen Sie sich dabei auf Ihren Unterarmen ab. Wichtig dabei ist, eine gute muskuläre Spannung in Hüfte, Bauch und Rücken zu halten, sodass Ihr Körper von der Seite aus betrachtet eine Linie bildet.
- Mögliche Fehler in der Ausführung sind das Durchhängen des Beckens, das übertriebene Heben des Beckens oder die Bildung eines Rundrückens. Ein gesenkter Kopf ist ein Hinweis auf eine abgeschwächte Nackenmuskulatur!
- *(+) Variation:* Heben Sie in 10-Sekunden-Intervallen das rechte Bein, dann das linke Bein hoch.

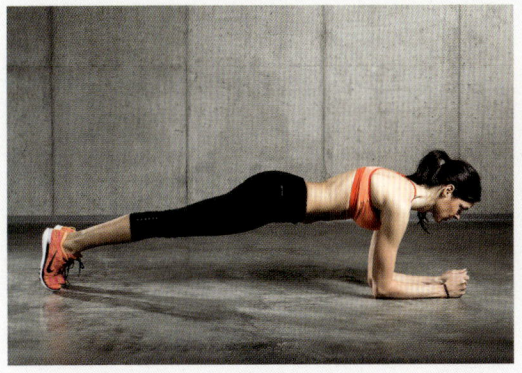

Plank Zielposition

71

Push Up (Liegestütz)

Eine der wahrscheinlich bekanntesten und wirksamsten Kräftigungs-übungen für den Trizeps und die Brustmuskulatur sind Liegestütze.

- *Ausgangsposition:* Sie gehen in die Bauchlage und platzieren bei-de Hände etwa unter den Schultern. Der Abstand der Hände ent-spricht dabei der Länge des Unterarms mit gestreckten Fingern. Der Körper bildet dabei von den Fersen bis zum Scheitel – von der Seite gesehen – eine Linie.
- Senken Sie durch das Beugen der Arme langsam den Körper ab, sodass Unter- und Oberarme etwa einen 90-Grad-Winkel bilden. Halten diese Position etwa ein bis zwei Sekunden.
- Jetzt drücken Sie sich wieder langsam in die Ausgangsstellung.

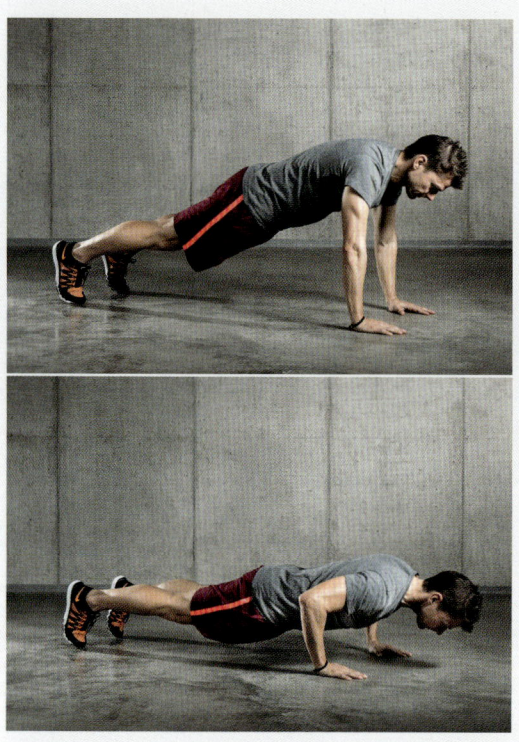

Push Up Ausgangsposition / Zielposition

- *(+) Variation:* Platzieren Sie Ihre Hände enger, sodass sich die beiden Daumen berühren. Dabei sprechen Sie eher die innere Brustmuskulatur an.

- *(–) Variation:* Bringen Sie Ihre Arme in eine erhöhte Position, etwa auf einen Tisch, damit Ihr Körper eine Schräglage einnimmt. Durch die halb aufrechte Position ist der Kraftaufwand in der Streckbewegung viel geringer. Es gilt: Je aufrechter die Position, desto leichter die Streckbewegung.

- *„Damenliegestütz":* Bei dieser Variante verlagert sich der Drehpunkt von den Zehen hin zu den Knien. Wichtig dabei: Von der Seite aus betrachtet bildet der Körper von den Knien bis zum Scheitel eine Linie! Das Becken darf nicht nach oben gestreckt werden! Die Übung ist ausdrücklich auch für Männer geeignet.

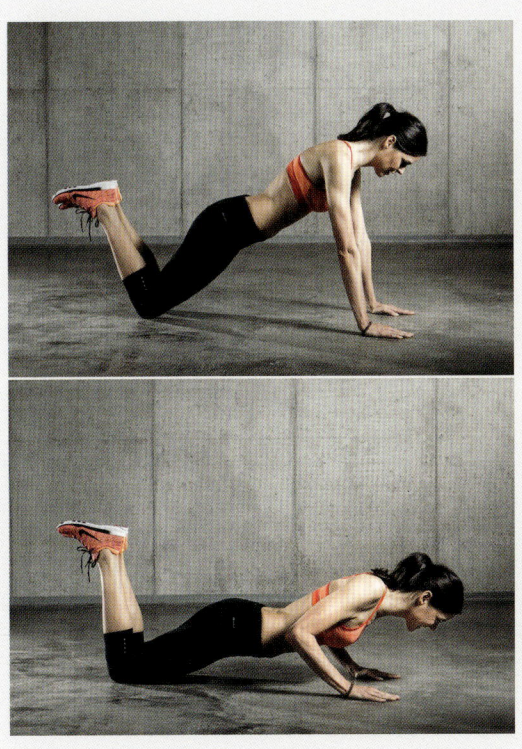

(–) Variation Push Up „Damenliegestütz" Ausgangsposition / Zielposition

Lunge Squats (Ausfallschritt mit Armheben)

Bei dieser Übung wird die nötige Körperspannung, die für das tiefe Stabilisieren des Körpers im Ausfallschritt benötigt wird, kombiniert mit der aktiven Arbeit der Oberschenkelvorderseite beim Abbremsen und Hochdrücken sowie der Kontraktion des Deltamuskels in der Schulter. Führen Sie die Übung zuerst mit dem rechten, dann mit dem linken Bein durch.

- *Ausgangsposition:* Sie stehen mit geschlossenen Beinen aufrecht, die Arme halten Sie locker seitlich am Körper.
- Machen Sie einen weiten Ausfallschritt mit dem rechten Bein, sodass der Winkel zwischen Unter- und Oberschenkel etwa 90 Grad beträgt. Der linke Unterschenkel ist dabei annähernd parallel zum Boden.
- Gleichzeitig mit dem Ausfallschritt führen Sie beide Arme in die Zielposition seitlich nach oben.
- Stabilisieren Sie Ihren Körper für ein bis zwei Sekunden in dieser Position.
- Dann drücken Sie sich mit dem rechten Bein wieder kräftig zurück in die Ausgangsposition. Die Arme nehmen Sie dabei wieder nach unten.

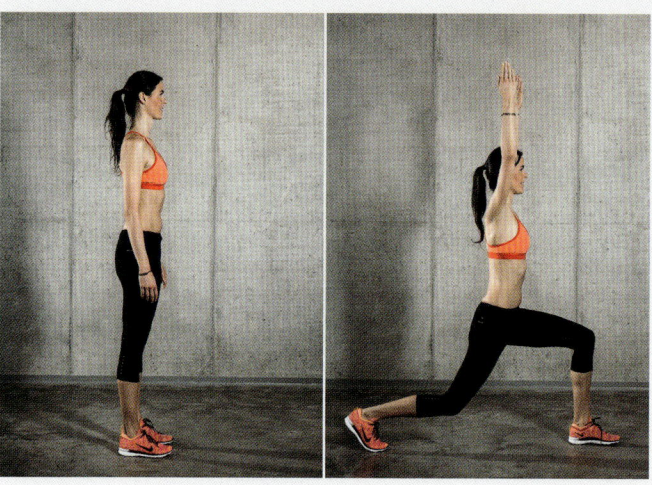

Lunge Squats Ausgangsposition **/** Zielposition

74

Rotational Side Support (Rumpfaufdrehen seitwärts)

Für die Entwicklung der Rumpfmuskulatur ist diese Übung perfekt! Neben den Bein- und Gesäßmuskeln stärken Sie vor allem auch die gerade und seitliche Bauch- sowie die Rückenmuskulatur. Unbedingt rechts und links ausführen!

- *Ausgangsposition:* Sie stützen sich seitlich auf Ihren linken Unterarm und spannen Ihren Körper bis zu den Füßen in einer Linie an. Den rechten Arm strecken Sie dabei gerade nach oben. Allein diese Spannung 30 Sekunden zu halten, ist für einen Einsteiger eine gute Übung.
- Drehen Sie Ihren Körper nach vorne und strecken Sie dabei Ihren rechten Arm unter Ihrem Körper so weit wie möglich nach hinten in die Zielposition, ohne dabei das Gleichgewicht zu verlieren.
- Danach drehen Sie sich wieder in die Ausgangsposition.

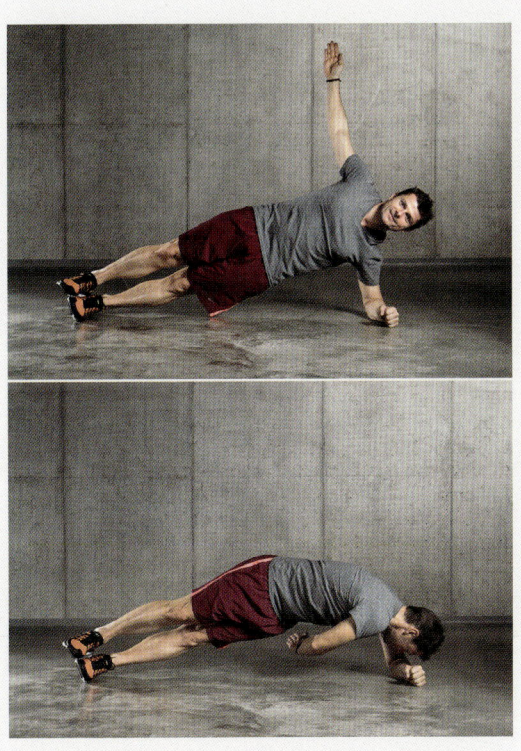

Rotational Side Support Ausgangsposition **/** Zielposition

75

Shoulder Bridge (Schulterbrücke)

Die Schulterbrücke ist eine sehr wirksame Stabilisationsübung für die gesamte Körperrückseite. Besonders gut angesprochen werden die hintere Oberschenkel-, die Gesäß- sowie die Rückenmuskulatur.

- *Zielposition:* Sie liegen am Rücken und beugen die Beine etwa 90 Grad. Heben Sie Ihr Becken und spannen Sie Ihren Körper so an, dass er eine Linie von den Knien bis zu den Schultern bildet. Die Arme bleiben dabei seitlich vom Körper am Boden liegen.
- Das Becken sollte bei dieser Übung nicht nach unten durchhängen!
- *(+) Variation:* Strecken Sie in dieser Position ein Bein für zehn Sekunden gerade nach vor, dann wechseln Sie das Bein.

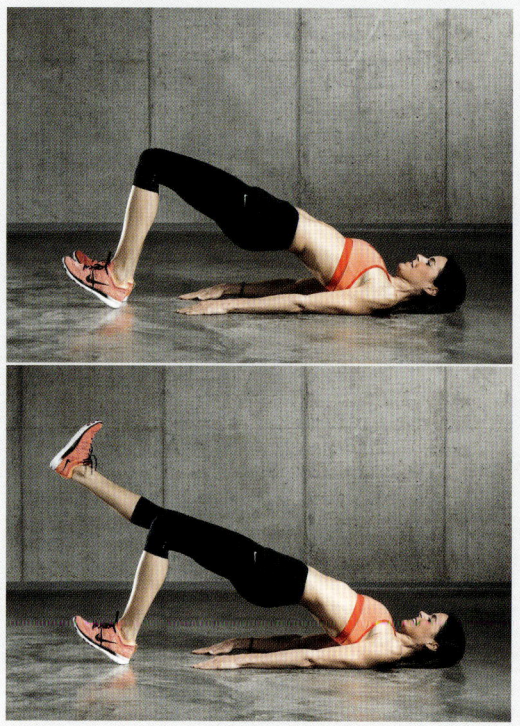

Shoulder Bridge Zielposition / (+) Variation Bridge Zielposition

Bizeps Curls (Unterarm heben)

Der Bizeps wird üblicherweise so trainiert, dass man den Winkel zwischen Unter- und Oberarm verkleinert. Diese Bewegung wird erschwert, indem man ein mehr oder weniger schweres Gewicht in den Händen hält. Bei dieser Übung verwendet man allerdings das eigene Bein als Widerstand, ein höchst innovativer Ansatz. Wenn die Übung zu Beginn koordinativ schwierig erscheint, bietet sie nach mehrmaligem Üben eine perfekte Möglichkeit, den Beinwiderstand in allen Phasen der Übung perfekt anzupassen, viel genauer und differenzierter, als es durch Zusatzgewichte möglich ist.

- *Ausgangsposition:* Sie sitzen locker mit offenen Beinen, das rechte Bein ist etwa 90 Grad angewinkelt. Positionieren Sie Ihren rechten Ellenbogen auf der Innenseite des Knies und umfassen Sie mit derselben Hand den linken Oberschenkel von unten, knapp oberhalb des Kniegelenks.
- Bringen Sie jetzt Ihren rechten Unterarm durch Beugen im Ellenbogen dem Oberarm näher. Das linke Bein setzt dabei sowohl in der Beuge- als auch in der Streckbewegung des Armes den maximal möglichen Widerstand entgegen. In der Ausgangsposition ist das Bein gestreckt, in der Zielposition stark gebeugt.

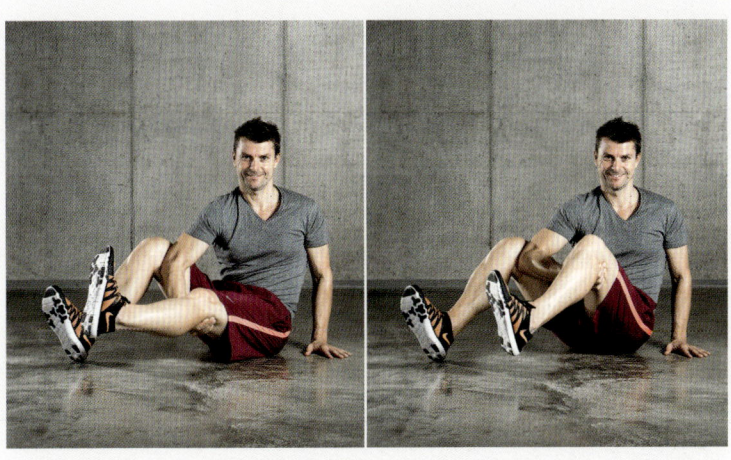

Bizeps Curls Ausgangsposition / Zielposition

77

Heel Push Up (Beinrückheben)

Der große Gesäßmuskel und der untere Anteil der Rückenstrecker werden mit dieser Übung perfekt trainiert. Das Beinrückheben ist die effektivste Komplexübung für die untere Hälfte des Rückens und nebenbei auch noch eine gute Kräftigung für die Oberschenkelrückseite. Halten Sie während des gesamten Übungsverlaufs die Oberschenkel vom Boden fern.

- *Ausgangsposition:* Sie liegen bequem am Bauch, den Kopf halten Sie in der Verlängerung der Wirbelsäule schwebend. Beugen Sie beide Knie und die Sprunggelenke etwa 90 Grad, sodass die Fußsohlen nach oben zeigen. Heben Sie die Oberschenkel an, sodass Sie keinen Bodenkontakt haben.
- Stoßen Sie jetzt Ihre Fersen so hoch wie möglich nach oben. Die Wiederholungsfrequenz kann bei dieser Übung durchaus schnell sein.
- *(–) Variation:* Heben Sie die Oberschenkel nur an und halten Sie diese Position.

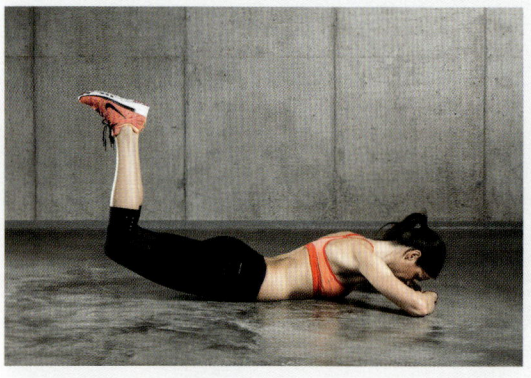

Heel Push Up Zielposition

Dips (Liegestütz verkehrt)

Der verkehrte Liegestütz ist eine sehr intensive Übung für den Trizeps auf der Oberarmrückseite.

- *Ausgangsposition:* Sie stützen sich mit gebeugten Beinen und mit den Armen verkehrt am Boden ab. Das Becken heben Sie dabei so hoch, dass es auf Höhe der Knie und der Schultern eine Linie bildet. Der Kopf wird dabei mit Blick nach oben in der natürlichen Verlängerung der Wirbelsäule gehalten.
- Beugen Sie jetzt Ihre Arme so weit wie möglich in die Zielposition, sodass Ihr Becken gerade nicht den Boden berührt. Danach strecken Sie die Arme wieder bis zur Ausgangsposition.

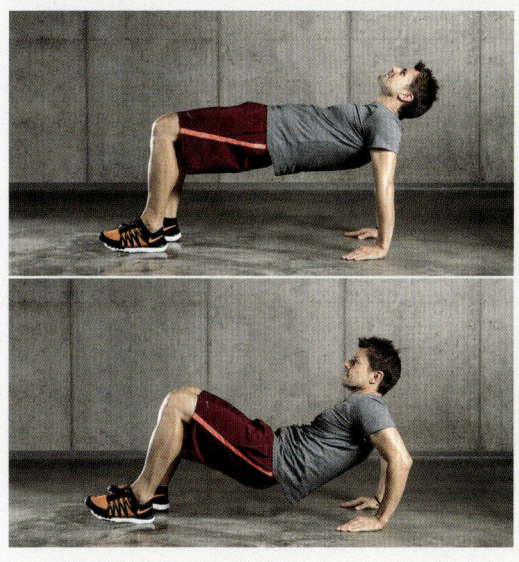

Dips Ausgangsposition / Zielposition

- *(+) Variation:* Absolvieren Sie die Übung mit gestreckten Beinen. Versuchen Sie die gestreckte Körperposition während der Übung aufrechtzuerhalten.
- *(–) Variation:* Absolvieren Sie die Übung im Sitzen. Ihr Becken ist bei dieser Variante also am Boden, Sie lehnen Ihren Oberkörper durch Beugen der Arme zurück und bringen ihn durch Strecken der Arme wieder in eine aufrechte Position.

Floor Paddling (Bodenrudern)

Das Bodenrudern ist eine hoch effektive Übung für den breiten Rückenmuskel, die erst 2002 an der Universität Bayreuth in Deutschland das erste Mal angewandt wurde.[10] Durch die kleine Bewegungsamplitude der Übung, wird der breite Rückenmuskel maximal kontrahiert, was zu einem maximalen Kraftzuwachs führt.

- *Ausgangsposition:* Legen Sie sich auf den Rücken, heben Sie die Beine an und kreuzen Sie diese. Kippen Sie das Becken nach vorne oben, sodass Sie eine leichte Hohlkreuzstellung einnehmen. Stützen Sie Ihre Ellenbogen links und rechts vom Körper fest auf, Ihre Unterarme zeigen dabei nach oben. Der Kopf wird dabei in der natürlichen Verlängerung der Wirbelsäule gehalten.
- Drücken Sie Ihren Oberkörper jetzt über Ihre Arme komplett vom Boden in die Zielposition, nur Ihr Gesäß und Ihre Ellenbogen berühren den Boden.

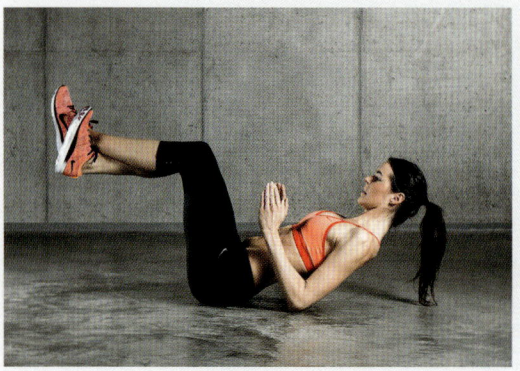

Floor Paddling Zielposition

- *(–) Variation:* Absolvieren Sie die Übung, während Sie Ihre gebeugten Beine mit den Fersen am Boden ablegen. Sie haben also in der Zielposition mit den Fersen, dem Gesäß und den Ellenbogen Bodenkontakt.

80

- *(+) Variation:* Legen Sie Ihre gebeugten Beine mit den Fersen am Boden ab und drücken Sie über Ihre Arme den gesamten Körper vom Boden weg. Bei dieser sehr schwierigen Variante haben Sie also in der Zielposition nur mit den Fersen und den Ellenbogen Bodenkontakt.

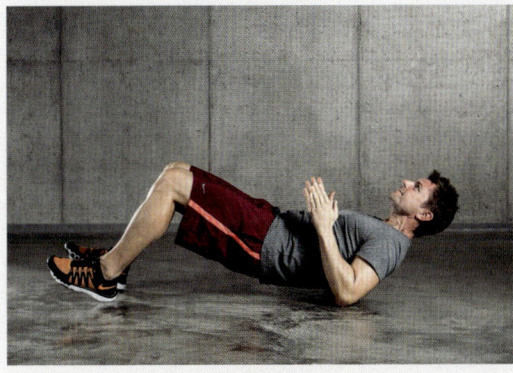

(+) Variation Floor Paddling Zielposition

Lower Leg Lifts (Fersen heben)

Die Wadenmuskulatur besteht aus zwei Muskeln. Bei dieser Übung wird vor allem der außen liegende zweigelenkige Zwillingswadenmuskel trainiert, der den Waden die sportliche Form gibt.

- *Ausgangsposition:* Sie stehen mit gestreckten Beinen auf einer Stufe oder am Boden. Zur besseren Balance ist es erlaubt, sich mit einer Hand an einer Wand oder an einem Geländer abzustützen.
- Heben Sie Ihren Körper jetzt durch eine Streckung im Sprunggelenk in die Zielposition, in den maximal möglichen Ballenstand. Setzen Sie – wenn Sie die Übung am Boden ausführen – während der gesamten Übung nie die Ferse am Boden auf.

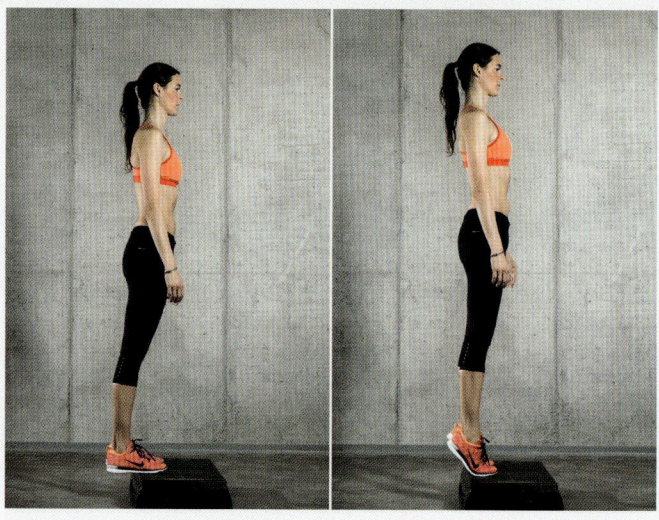

Lower Leg Lifts Ausgangsposition / Zielposition

- *(+) Variation:* Absolvieren Sie die Übung mit einem Bein. Da die Wadenmuskulatur sehr kräftig ist und hohe Lasten für die Kräftigung benötigt, kann diese Variante eine gute Alternative zur Grundübung sein. Natürlich ist bei der einbeinigen Variante ein Satz (30 Sekunden) links und anschließend ein Satz rechts zu absolvieren.

82

Key Fact 3: Koordination

Wenn wir über die motorische Koordination diskutieren, sprechen wir von Bewegungsqualität. Koordinative Fähigkeiten bilden die Grundlage jeder menschlichen Bewegung und haben eine wichtige Bedeutung für einen sparsamen Umgang mit unseren Energieressourcen. Je besser ein Bewegungsablauf koordinativ gesteuert werden kann, desto weniger Kraftaufwand ist zum Erreichen eines Bewegungszieles notwendig. Im folgenden Kapitel lesen Sie, warum es absolut notwendig ist, die koordinativen Fähigkeiten bis ins hohe Alter zu bewahren, wie Sie die motorische Koordination trainieren können und warum die geistige Leistung eng mit diesen Fähigkeiten in Verbindung steht.

Koordination im Alltag

Zur motorischen Umsetzung von Bewegungshandlungen und für die alltäglichen motorischen Anforderungen benötigt jeder Mensch koordinative Fähigkeiten. Die schnelle Aufnahme und Verarbeitung von äußeren Reizen und das Zusammenspiel mit der ausführenden Muskulatur definieren eine gut ausgeprägte Koordination.

Die koordinativen Fähigkeiten sind einerseits für das Erlernen, Steuern und Anpassen von Bewegungen verantwortlich, andererseits sind sie als zentraler Faktor der motorischen Leistungsfähigkeit zu sehen, denn erst ihre Wirkung führt zum Nutzen aller anderen konditionellen motorischen Grundeigenschaften wie Kraft, Ausdauer, Schnelligkeit und Beweglichkeit. Es gilt: Je höher die koordinativen Fähigkeiten entwickelt sind, umso kraftsparender und präziser erfolgt der Bewegungsablauf. Wer über eine gute Koordination verfügt, verbraucht weniger Energie und ermüdet somit nicht so schnell. Im Alltag bedeutet das:

- Eine Optimierung von Haltungs- und Bewegungsabläufen
- Eine Verbesserung der Bewegungsökonomie
- Eine Bewegungssicherung und Unfallprophylaxe für die alltäglichen Aktivitäten
- Eine Verbesserung der Selbstsicherheit und des Selbstbewusstseins

83

Die Koordination von einzelnen Bewegungen zu verbessern, bedeutet in erster Linie Üben und Wiederholen. Aus der Rückenschule wissen wir, dass zum Beispiel das rückengerechte Heben 1 000 Mal absolviert werden muss, bis es sich als Automatismus festsetzt und ohne darüber nachzudenken abgerufen werden kann.[1]

Wenn Sie an Ihre ersten Fahrstunden zurückdenken, erinnern Sie sich sicher noch an die anfangs unglaublich schwierige Aufgabe, das Kuppeln, Schalten, Gasgeben, Bremsen und Lenken des Autos zu koordinieren. Gleichzeitig sollte man noch auf den Verkehr achten und mögliche Gefahrensituationen gedanklich vorwegnehmen. Heute sind diese Aufgaben so automatisiert abrufbar, dass Sie sich gar nicht darauf konzentrieren müssen. Sie sprechen während des Fahrens, können ihre Gedanken schweifen lassen und hören Radio. In der sportlichen Bewegungslehre werden diese qualitativ unterschiedlichen Lernphasen folgendermaßen benannt:

Grobform	Erlernen des Grundmusters einer Bewegung
Feinform	Ausführung einer optimalen Bewegung bei günstigen Bedingungen
Variable Verfügbarkeit	Sichere Ausführung einer optimalen Bewegung auch unter erschwerten und komplexen Bedingungen

Übersicht über die Lernphasen bzw. den Lernverlauf[2]

Komplexere koordinative Fähigkeiten, wie sie zum Beispiel ein Musiker auf Spitzenniveau hat, erfordern weit mehr Übung. Ein Weltklassegeiger muss bis zu seinem 20. Lebensjahr etwa 10 000 Übungsstunden investieren.[3] Dasselbe Maß an Übungszeit gilt auch für Spitzensportler.

Mehrfachhandlungen, eine Kombination von verschiedenen Teilbewegungen, begleiten uns den ganzen Tag. Da sie größtenteils automatisiert ablaufen, fällt es uns nicht weiter auf, wenn wir sie ausüben. Wenn man zum Beispiel eine Treppe hinaufgeht, gleichzeitig mit einem Kollegen spricht, den Schlüssel aus seiner Jacke holt und eventuell noch einer vorbeihuschenden Katze ausweicht, ist das eine koordinative Meisterleistung. Schon das An- und Ausziehen im Stehen trainiert die Gleichgewichtsfähigkeit. Sie hält unseren Körper im Lot und stellt das Gleichgewicht wieder her, wenn wir es kurz verloren haben. Damit ist sie unverzichtbar für unseren Alltag, sonst würden wir in verschiedenen Situationen ständig stürzen.

Das Konzept der Propriozeption

Bei der Propriozeption handelt es sich um einen Teilbereich der Koordination. Sie umfasst die Gleichgewichtsfähigkeit, die Umstellungsfähigkeit und die Reaktionsfähigkeit. Sie gibt uns Auskunft über die Lage unseres Körpers im Raum, hilft uns, uns zu orientieren und blitzschnell die richtigen Entscheidungen zu treffen. Die Informationen dazu kommen aus dem optischen System, aus dem Vestibularorgan im Innenohr, das für den Gleichgewichtssinn verantwortlich ist, und direkt aus den Muskeln, den Gelenken, den Sehnen und der Haut, die zusammen das propriozeptive System bilden. Muskelspindeln, Sehnenspindeln, Gelenkssensoren und Sensoren der Haut liefern dabei Informationen über Stellung und Bewegung des Gelenks. Bevor eine gefährliche Situation in unser Bewusstsein gelangt, hat über diese Art der Informationsverarbeitung bereits eine motorische Gegenreaktion stattgefunden, die beispielsweise einen Sturz verhindert.[1]

Die Bedeutung von Gleichgewichtsleistungen für die tägliche Bewältigung des Lebens ist unumstritten. Bereits ganz einfache Bewegungen wie Gehen, Stehen, Bücken und Drehen stellen hohe Anforderungen an das Gleichgewicht. Rückläufige Leistungen des Vestibularsystems führen im Alter unweigerlich zum Verlust von Selbstständigkeit. Die koordinative Umstellungsfähigkeit ist die motorische Antwort auf die kognitive Flexibilität, die noch ausführlich beschrieben ist. Alle Situationen, die uns aus gewohnten Handlungsweisen zu Veränderungen zwingen, fordern die Fähigkeit zur Umstellung. Die Reaktionsfähigkeit sorgt dafür, dass von unserem Körper in verschiedensten komplexen Situationen schnelle und zweckgerichtete motorische Antworten zur Verfügung gestellt werden. Diese Fähigkeiten in hoher Qualität zu erhalten, ist für die Unversehrtheit unseres Körpers extrem wichtig. Die gute Nachricht ist, dass die Propriozeption durch regelmäßiges koordinatives Training auf einem hohen Niveau gehalten werden kann. Selbst nach bereits rückläufiger Entwicklung ist es möglich, sie zu verbessern.[9]

Die koordinativen Fähigkeiten sind aber nicht nur für unsere Bewegungsqualität verantwortlich. Gehirnforscher haben herausgefunden, dass wir mit Koordinationstraining auch die Entwicklung unseres Gehirns positiv beeinflussen können.

Das Gehirn ist formbar wie ein Muskel

Lange Zeit war die gängige Lehrmeinung, dass die anatomische Reifung der koordinativen Systeme bis zum 13. Lebensjahr abgeschlossen ist. Bis dahin, insbesondere im Alter zwischen sechs und zwölf Jahren, das auch als „goldenes Lernalter" bezeichnet wird, entwickelt sich die Qualität des koordinativen Systems umso besser, je höher die gestellten Anforderungen sind. Kinder lernen koordinativ in diesem Alter leichter, das ist richtig. Allerdings ist inzwischen nachgewiesen, dass auch Senioren noch neue Nervenzellen im Gehirn bilden können. Einen wichtigen Hinweis darauf lieferte 1997 eine Studie des Londoner Instituts für Neurologie. Die Forscher hatten die Gehirne von Taxifahrern im Kernspintomografen durchleuchtet und entdeckt, dass ihr Hippocampus im Vergleich zur Durchschnittsbevölkerung enorm vergrößert war. Dieser wacht als eine Art Türsteher darüber, welche Informationen im Langzeitgedächtnis gespeichert werden. Er spielt somit eine zentrale Rolle beim Lernen und bei der räumlichen Orientierung. Es stellte sich die Frage: Haben Taxifahrer einen vergrößerten Hippocampus, weil sie ständig neue Wege finden und behalten müssen? Oder sind sie Taxifahrer geworden, weil ihr Hippocampus und damit ihr Ortssinn so gut ausgebildet sind?

Um der Sache auf den Grund zu gehen, wies ein Forscherteam zwölf junge Erwachsene an, Jonglieren zu lernen. Nach diesem Lernprozess zeigten bildgebende Verfahren eine deutliche Vergrößerung zweier Hirnregionen, die für die Wahrnehmung von Bewegungsabläufen zuständig sind. Beide schrumpften nach drei Monaten Jonglierpause wieder, wie eine weitere Untersuchung zeigte. Dabei scheint sich das Nervengewebe im Gehirn zu verdichten. Der Lernstoff wandelt sich dabei gewissermaßen in Materie um, Hirnregionen und neue Neuronen wachsen.[4]

Wenn unser Gehirn neue Bewegungsaufgaben lernt, passt es sich in jedem Alter an, indem sich bestimmte Regionen vergrößern. Diesen Prozess nennt man auch Neuroplastizität, das Gehirn ist also formbar wie ein Muskel. Das Lernen neuer Sportarten oder eines Instrumentes hat somit viel weiter reichende Effekte als die Ausübung des Sports oder das Spielen des Instrumentes selbst – eine perfekte Maßnahme zur Erhaltung der geistigen Leistungsfähigkeit bis ins hohe Alter.

Zu dieser Neuroplastizität tragen verschiedene Mechanismen bei. Wenn das Gehirn kurzfristig Erinnerungen speichert, erhöht sich sekundenschnell die Menge von Botenstoffen und ihren Rezeptoren an den Schaltstellen der Nerven, den Synapsen. Um Eindrücke langfristig zu verankern, bilden Nerven aber auch innerhalb von Minuten bis Stunden neue Fortsätze und Synapsen. Und täglich entstehen sogar mehrere Tausend neue Neuronen. Sie entwickeln sich aus Stamm- und Vorläuferzellen im Gehirn, vernetzen sich über ein Geflecht an Fortsätzen und Synapsen mit dem umliegenden Gewebe und unterstützen fortan den Informationsfluss.[4]

Vor allem Bewegung ist in diesem Zusammenhang ein echter Neuronen-Booster. Koordinative und aerobe Muskelbeanspruchung vergrößert die Fähigkeit zur Gehirnplastizität und nimmt direkt Einfluss auf die Qualität und Quantität von Neuronen und Synapsen.[5]

Koordination und die „exekutiven Funktionen"

Folgende geistige Leistungen sind für den beruflichen und schulischen Erfolg gleichermaßen maßgeblich: sich länger auf eine bestimmte Sache oder Tätigkeit konzentrieren zu können, ohne sich von verschiedenen Dingen ablenken zu lassen, Ideen im Gedächtnis zu behalten und bearbeiten zu können, langfristig Ziele zu verfolgen, impulsives Verhalten zu unterdrücken und situationsgerecht zu reagieren. Diejenigen Gehirnfunktionen, die sich auf diese mentalen Prozesse beziehen, werden als exekutive Funktionen bezeichnet. Adele Diamond von der Universität British Columbia hat als Erste die Bedeutung der exekutiven Funktionen für die Lernleistung entdeckt. Sie hat drei grundlegende Funktionen unterschieden, die in ihrem Zusammenspiel auch Selbstregulation genannt werden:[6]

1. DAS ARBEITSGEDÄCHTNIS: Es speichert Informationen von fünf bis sieben Elementen, zum Beispiel Zahlen oder Wörter, nur wenige Sekunden lang und ist trotzdem für unsere geistige Leistung von enormer Bedeutung. Wenn wir zum Beispiel längere Sätze verstehen wollen oder uns Zwischenergebnisse von Berechnungen merken müs-

sen, wenn uns während eines Vortrages Fragen einfallen und wir diese nicht gleich stellen können, dann brauchen wir das Arbeitsgedächtnis.

2. DIE INHIBITION: Sie hilft uns, spontane Impulse zu unterdrücken, die Aufmerksamkeit bewusst zu lenken und Störreize auszublenden. Wenn wir zum Beispiel an einem Text arbeiten und wir uns von Geräuschen der Kollegen oder Baustellenlärm von außen nicht aus der Ruhe bringen lassen, ist es die Inhibition, die eine selektive Aufmerksamkeit ermöglicht. Auch die eigenen Emotionen lassen sich mit einer gut ausgebildeten Inhibition besser kontrollieren, wodurch es möglich wird, Handlungen zu vermeiden, die einem angestrebten Ziel entgegenstehen. Schüler schaffen es so, zuerst die Arbeit für die Schule zu erledigen, bevor sie andere Dinge tun. Auch die Selbstdisziplin im Ernährungs- und im Trainingsverhalten im Hinblick auf ein langfristiges Ziel wird von der Inhibition positiv gesteuert.

3. DIE KOGNITIVE FLEXIBILITÄT: Durch sie können wir uns schnell auf neue Situationen einstellen, andere Perspektiven einnehmen und den Fokus der Aufmerksamkeit wechseln. Wenn sich die Dinge beruflich oder privat plötzlich verändern, hilft uns die kognitive Flexibilität, uns schneller auf die neue Situation einzustellen.[7]

Diese Fähigkeiten, die zusammengefasst auch Selbstregulation genannt werden, sind die Grundlage für selbstverantwortliches, eigenaktives und selbstwirksames Lernen und Arbeiten. Eigenschaften, die jeder von uns in der Ausbildung oder im Beruf braucht, um erfolgreich zu sein. Erstaunlich ist, dass verschiedenste Studien darauf verweisen, dass gerade der Sport eine hervorragende Spielwiese bietet, um die exekutiven Funktionen zu trainieren. Zumeist geht es ja auch im Sport nicht nur um körperliche, sondern sehr oft um eine Kombination aus körperlicher und geistiger Leistung. Situationen, deren Bewältigung die exekutiven Funktionen direkt einfordern, sind zum Beispiel der schnelle Wechsel von Verteidigung auf Angriff, das Erkennen eines gegnerischen Spielzugs und das blitzschnelle Umsetzen einer geeigneten Gegenmaßnahme, das Fokussieren der vollen Aufmerksamkeit auf den Vollzug der sportlichen Aktivität, das Ausblenden aller Störreize, die Kontrolle der eigenen Emotionen, auch unter Druck. Solche Situationen gibt es in jeder Sportart zuhauf.[6]

Wenn wir nach Bewegungen suchen, die unsere exekutiven Funktionen voranbringen, sollten sie einen aeroben Ausdaueraspekt, aber auch einen koordinativen Aspekt bieten. Ein perfektes Beispiel wäre der sportliche Tanz, von Hip Hop und Ballett bis Salsa. In bildgebenden Studien konnte man zeigen, dass Musik, die gefällt, das Dopaminsystem aktiviert, was sich wiederum sehr stark auf die Motivation auswirkt. Man muss die Bewegungen des Trainers/der Trainerin verstehen, sie im Arbeitsgedächtnis speichern und den eigenen Rhythmus dem der anderen angleichen. Außerdem ist das Training sehr intensiv und sozial integrativ. Wenn Sie koordinative Bewegungen ausüben, die keinen Ausdaueraspekt beinhalten, wie zum Beispiel Bälle jonglieren, dann ergänzen Sie Ihr Training mit Radfahren, Schwimmen, Laufen oder einer anderen Ausdauersportart.

Wie hoch die Anzahl von Gehirnzellen und Synapsen ist, die sich mit einem Sachverhalt beschäftigen, hängt unter anderem von der Verarbeitungstiefe ab, was mit „geistiger Betroffenheit" umschrieben werden kann. Forscher im Ulmer Zentrum für Neurowissenschaften gehen davon aus, dass eine hohe Verarbeitungstiefe zu einer intensiveren Aktivierung und zu einer Erhöhung von Nervenimpulsen führt, die wiederum Veränderungen an den Synapsen auslösen.[8]

Viele Sportarten mit hohen koordinativen Anforderungen, wie das Erlernen einer Tanzchoreografie, der Kippe am Reck, das Snowboarden oder Tricks mit dem Skateboard, fordern eine solche Verarbeitungstiefe ein. Keine Angst, Sie müssen sich nicht unbedingt auf ein Skateboard stellen. Ein Golfkurs oder Tanzstunden bringen denselben Effekt. Die hohe Verarbeitungstiefe im Sport führt im Stirnhirn zu einer erhöhten Neuronenaktivität und die damit einhergehenden synaptischen Veränderungen befähigen zu einer generell höheren geistigen Leistung.

Sie können aber auch damit beginnen, dass Sie alltägliche Handlungen, die Sie schon tausendfach praktiziert haben, variieren, indem Sie die Zähne mit der koordinativ „schlechteren Hand" putzen oder beim Essen das Besteck vertauschen. Stehen Sie auf einem Bein, wenn Sie auf den Bus warten, und wechseln Sie zwischendurch das Standbein. Oder hängen Sie Ihre Tasche einmal auf die andere Schulter. Hier können Sie wirklich kreativ sein!

Workshop: Koordinationsübungen für zwischendurch

Außerdem können uns einfache, lustige und kurze Koordinationsübungen im Leben unterstützen und Kraft für neue Herausforderungen schenken. Die bewusste Durchführung dieser einfachen Bewegungsübungen steigert das Körperbewusstsein und fördert die Denk-, Konzentrations- und Aufnahmefähigkeit. Der gesamte Organismus wird dabei belebt und eine angenehme Stimmung erzeugt.

Ententanz

Grundübung: Zu Beginn zeigen Ihre Finger- und Zehenspitzen zueinander. Dann werden mit einem kleinen Sprung die Finger- und Zehenspitzen nach außen gedreht, dann wieder nach innen und wieder nach außen usw.

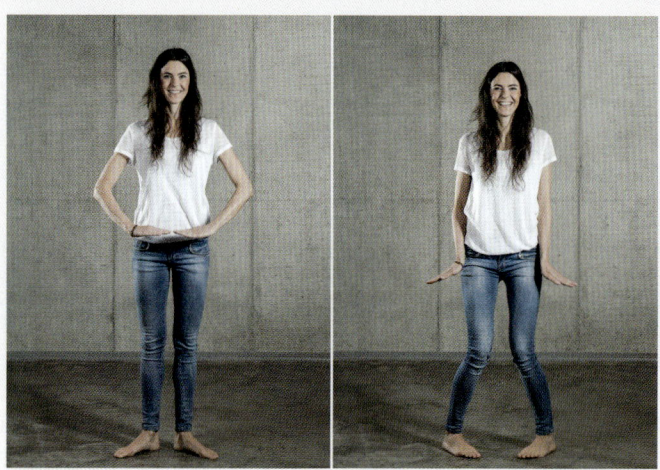

Ententanz – Schwierigkeitsgrad 1

Schwierigkeitsgrad 1: Die Herausforderung im nächsten Teil liegt darin, dass Ihre Finger- und Zehenspitzen in die entgegengesetzte Richtung zeigen. Wenn die Finger nach außen zeigen, bringen Sie die Zehenspitzen nach innen. Jetzt wieder so umspringen, dass die Finger nach innen und die Zehen nach außen zeigen. Tipp: Drehen Sie ihre Füße zuerst nur über die Fersen, sodass diese immer Bodenkontakt haben.

Erst später, wenn Sie die Bewegung sauber ausführen, springen Sie so um, dass Ihre Füße kurz völlig in der Luft sind.

Schwierigkeitsgrad 2: Subtrahieren Sie mit jedem Sprung – bei 100 beginnend – die Ziffer 7, so lange Sie möchten.

Klipp Klapp

Grundübung: Beide Arme hängen locker seitlich vom Körper herab. Zuerst heben Sie nur Ihren rechten Arm gestreckt im Halbkreis seitlich in Hochhalteposition. Diese Position wird als „Klipp" bezeichnet. Danach bringen Sie Ihren rechten Arm wieder in die Ausgangsposition zurück. Das ist „Klapp". Mit dem linken Arm werden nur 90 Grad-Bewegungen durchgeführt. „Klipp" bedeutet, den Arm in die Waagrechte heben. Danach mit „Klapp" den Arm hochstrecken. Mit „Klipp" wieder in die Waagrechte bringen und mit „Klapp" wieder in die Ausgangsposition.

Schwierigkeitsgrad 1: Beide Arme werden jetzt gleichzeitig mit lautem Sprechen von „Klipp" und „Klapp" gleichzeitig wie oben beschrieben bewegt. Versuchen Sie die Übung auch mit Seitenwechsel, also mit verkehrter Rollenzuweisung der Arme.

Schwierigkeitsgrad 2: Sie stehen bei dieser Übung, wie beim Seiltanz, mit Ihren Füßen auf einer Linie.

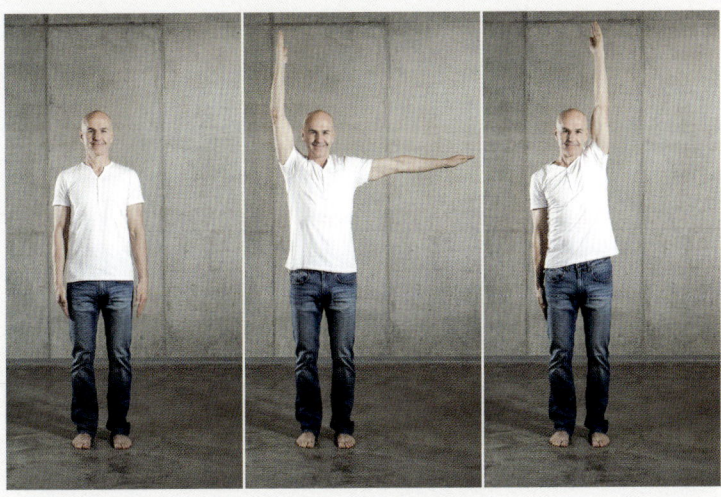

Klipp Klapp –Schwierigkeitsgrad 1

91

Bauch – Brust – Stirn

Grundübung: Zuerst durchläuft Ihre rechte Hand immer wieder die drei Berührungspunkte Bauch, Brust und Stirn, Bauch, Brust und Stirn usw. Dann versuchen Sie die gleiche Übung mit der linken Hand: Bauch, Brust und Stirn, Bauch, Brust und Stirn usw. Das ist nicht weiter schwierig.

Schwierigkeitsgrad 1: Jetzt werden beide Bewegungen kombiniert, aber zeitversetzt: Die rechte Handfläche berührt die Brust, die linke Handfläche den Bauch, danach die rechte Hand auf die Stirn und die linke Hand auf die Brust, danach berührt die rechte Handfläche den Bauch und die linke die Stirn usw. Versuchen Sie die Übung auch mit Richtungswechsel.

Schwierigkeitsgrad 2: Die rechte Hand startet am Bauch, die linke auf der Brust. Jetzt werden beide Hände gleichzeitig zum nächsten Punkt versetzt.

Schwierigkeitsgrad 3: Absolvieren Sie die letzte Übung und buchstabieren Sie zusätzlich längere Wörter, von vorne oder sogar von hinten, jede Bewegung ist ein Buchstabe.

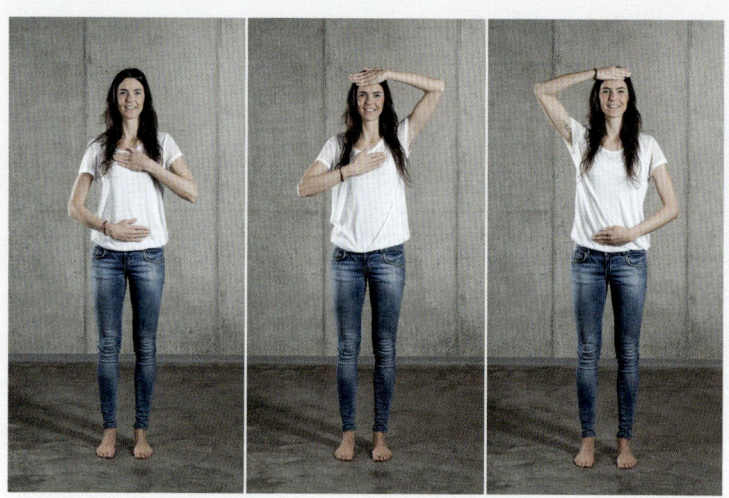

Bauch, Brust, Stirn – Schwierigkeitsgrad 2

92

Balance Baumstand

Grundübung: Zuerst stehen Sie auf beiden Beinen und nehmen einen stabilen Stand ein. Danach lösen Sie langsam einen Fuß vom Boden und stehen auf einem Bein.

Schwierigkeitsgrad 1: Sobald Sie sich auch im Einbeinstand sicher fühlen, versuchen Sie das Gleichgewicht mit geschlossenen Augen zu halten. Wenn Sie das 30 Sekunden lang schaffen, sind Sie schon sehr gut. Dann wechseln Sie das Standbein.

Schwierigkeitsgrad 2: Suchen Sie sich einen labilen Untergrund. Eine weiche oder zusammengerollte Matte, Sandstrand oder Schnee erhöhen die Schwierigkeit erheblich. Wenn die Herausforderung für Sie noch immer zu gering ist, bewegen Sie bei dieser Übung langsam den Kopf in den Nacken und zurück.

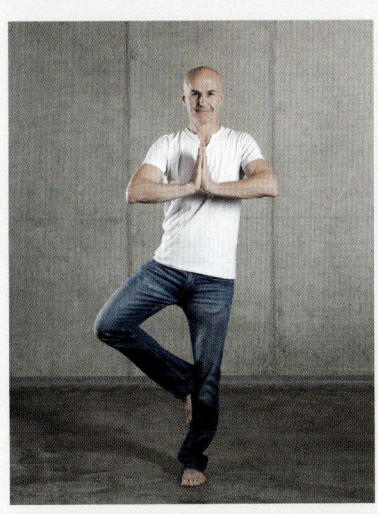

Balance Baumstand – Schwierigkeitsgrad 1, einbeinig im Lotus-Style

93

Balance Seiltanz

Grundübung: Stellen Sie sich mit etwa zwei Fußlängen Abstand auf eine gerade Linie oder ein imaginäres Seil. Das Gewicht ist gleichmäßig auf beide Füße verteilt. Dann bringen Sie die Arme seitlich in die Waagrechte, die Handflächen zeigen nach unten. Halten Sie das Gleichgewicht. Wechseln Sie auch Ihren Stand, indem Sie das andere Bein nach vorne stellen.

Schwierigkeitsgrad 1: Schließen Sie langsam die Augen und versuchen Sie, sozusagen blind, das Gleichgewicht zu halten. Auch hier sind 30 Sekunden ein sehr guter Wert.

Schwierigkeitsgrad 2: Mit geschlossenen Augen lassen Sie Ihre Arme langsam in alle möglichen Richtungen kreisen. Drehen Sie auch den Kopf langsam in unterschiedliche Richtungen.

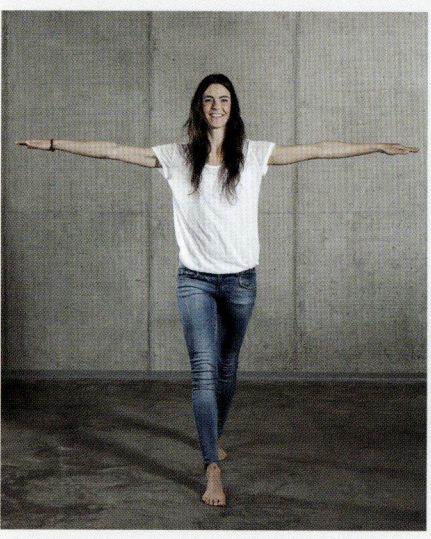

Balance Seiltanz – Grundübung

94

Key Fact 4: Ernährung

Ausgehend von einer durchschnittlichen Lebenserwartung verzehren wir rund 87 000 Mahlzeiten im Laufe unseres Lebens, das sind etwa 50 Tonnen Lebensmittel, und trinken dazu ungefähr 42 000 Liter Flüssigkeit. Es gibt viele Ernährungsbücher, die zum Teil sehr unterschiedlich beschreiben, was wir in welcher Zusammensetzung essen sollen. Zur Verbesserung der Lebensqualität ist aber auch von großer Bedeutung, wie und weshalb wir etwas essen. Dieses Kapitel zeigt Ihnen, dass beide Seiten der Ernährung wichtig für einen gesunden Körper sind: die Seite der zählbaren Kalorien oder Makronährstoffe sowie die Seite der Vitalstoffe, auch Mikronährstoffe genannt. Über der Frage der Gesamtzufuhr an Nährstoffen steht allerdings die Frage nach dem Genuss, nach bewusstem Essen und der Einstellung des Menschen zur Ernährung. Die Nahrungsaufnahme soll uns Menschen nicht nur nähren, sondern auch Freude bereiten und Vitalität schenken.

Wie statt was!

Kennen Sie das? Sie waren beim Business-Lunch, haben ein paar Snacks bei Meetings konsumiert, zwischendurch gab es den einen oder anderen Schokoriegel zum Kaffee, und trotzdem fühlen Sie sich abends leer und ausgepowert. Wenn Sie sich müde und energielos fühlen, heißt das nicht immer, dass die Kalorienaufnahme nicht ausreichend war. Selten ist in unseren Breiten die mangelnde Kalorienaufnahme der Grund für Müdigkeit und Energiearmut. In zivilisierten Ländern wie Europa herrscht zwar Nahrungssicherheit, aber keine Ernährungssicherheit.[3]

Wenn Ernährung ein Schlüssel für mehr Lebensqualität sein soll, legen Sie den Fokus in den nächsten sechs Monaten auf sieben Substanzen, die wir Ihnen im weiteren Verlauf vorstellen werden. Starten Sie die Umsetzung mit jenem Punkt, der sich am leichtesten in Ihren aktuellen Alltag integrieren lässt. Nehmen Sie sich pro Monat nur einen Punkt vor, diesen verfolgen Sie aber konsequent. Als ideales Hilfsmittel zur Fokussierung des monatlichen Vorhabens hat sich das Ernährungstagebuch bewährt. Das Aufschreiben oder Fotografieren ist eine ideale Methode, um an Ihrem Ziel dranzubleiben. Egal mit welchem Tipp Sie

95

starten möchten, notieren Sie Ihr Vorhaben, den Starttermin und das Datum, bis wann Sie sich darin üben möchten. Tragen Sie auch jede Woche einen Termin ein, an dem Sie selber die erfolgreiche Umsetzung kontrollieren. Denn das Tun verändert die Welt, nicht das Lesen oder Denken!

Heißhunger versus Ernährung

Entscheidend sind auch die Beweggründe, die Haltung und die Motivation, die Sie mit der Nahrungsaufnahme verbinden. Durch verschiedene Methoden der qualitativen Datenerhebung wie Beobachtungen, Interviews und Befragungen hat sich herausgestellt, dass viele Menschen die Nahrungsaufnahme täglich dazu nutzen, um eine Pause zu machen, um aus dem Büro oder vom Schreibtisch wegzukommen. Einige Menschen nutzen den schnellen Snack, um die wichtigsten Infos vom aktuellen Projekt mit einem Kollegen zu teilen, oder gönnen sich einfach eine Belohnung. Ganz selten geht es darum, den Hunger zu stillen. Meistens sind die Snacks zwischendurch eine Reaktion auf Heißhungerattacken, das Verlangen nach süßen oder fetten hochkalorischen Energielieferanten.

Unter **Heißhunger** versteht man extrem starken Appetit auf Süßes und Fettes. Im Duden findet sich die Beschreibung: „[Plötzlich auftretender] besonders großer Hunger auf etwas Bestimmtes."[12]
Unter **Hunger** versteht man ein unangenehmes Gefühl in der Magengegend, das durch das Bedürfnis nach Nahrung hervorgerufen wird. Bei Hunger ist es sekundär, was gegessen wird.

Versuchen Sie, durch Mahlzeiten die Stoffe zuzuführen, die Sie seit der letzten Nahrungsaufnahme durch Denken, Atmen, Arbeiten und Bewegen verbraucht haben? Diese Haltung wäre sehr förderlich für die zukünftige Ernährungsumstellung. Schließlich sollen die Mahlzeiten Sie dabei unterstützen, Ihren Geist und Ihren Körper fit zu halten. Der Vergleich mit einem Auto veranschaulicht das: Je mehr Kilometer Sie mit Ihrem Auto fahren, desto öfter müssen Öl und Treibstoff nachgefüllt, hin und wieder muss auch Luft in die Reifen nachgefüllt werden. Je turbulenter es auf der Straße zugeht, je widriger die Bedingungen sind, desto größer ist der Verbrauch bzw. Verschleiß. Was machen

Sie, wenn Ihr Bordcomputer die Treibstoffreserve anzeigt, die Öllampe leuchtet und der Reifendruck merkbar nachgelassen hat? Nutzen Sie dann den nächsten Stopp an der Tankstelle nur, um die aktuellste Ausgabe Ihres Lieblingsmagazins zu kaufen? Wohl eher nicht!

Beobachten Sie doch mal das Verhalten von Menschen in stressigen Situationen oder fordernden Zeiten. Da fallen Sätze wie „Ich habe keine Zeit, um Essen zu gehen!" oder „Bring mir bitte eine Leberkäsesemmel mit, heut muss es schnell gehen" oder „Ich bin zu müde, darum schnell eine Fertigsuppe und ab ins Bett". Diese Sätze vermitteln den Eindruck, dass Menschen, die in stressigen Situationen oder fordernden Lebensabschnitten sind, an der Tankstelle nur Magazine kaufen. Sie nutzen die Stopps nicht, um wirklich nachhaltig Energie zu tanken und verbrauchte Substanzen aufzufüllen. Sie konsumieren Lebensmittel nur, um Kalorien aufzunehmen, allerdings unabhängig davon, wie es mit Bedarf und Verbrauch aussieht. Manche Menschen füllen ihre Mikronährstoffe durch Kapseln und Drinks auf, ungeachtet des Blutzuckers und der Kalorienqualität, im guten Glauben, ihrem Körper etwas besonders Gutes zu tun. Das Problem wäre gelöst, wenn wir kleine Warnlämpchen installiert hätten, die anzeigen, welche Substanz in welcher Menge zu welcher Tageszeit fehlt, eben wie ein Bordcomputer für den menschlichen Körper.

Nun wagen wir ein Gedankenexperiment: Was wäre, wenn Sie diesen Bordcomputer bereits besitzen? Sie verfügen über diese Schaltkreise und Warnlämpchen. Sie kennen diese auch sehr gut. Sie benennen sie nur anders. Statt Warnlämpchen sagen Sie „Symptome" dazu: Kopfschmerzen, Müdigkeit, Antriebslosigkeit, Ungeduld, Traurigkeit und Unwohlsein.

Und was ist, wenn die Symptome für eine bestimmte Substanz, einen bestimmten Nährstoff, stehen, an dem es gerade mangelt? Kopfschmerzen können zum Beispiel für einen Mangel an Wasser, Zucker oder Magnesium stehen. Müdigkeit kann für einen Mangel an Glukose (Blutzuckertief) oder Serotonin (Stresshormonhoch, Glückshormonmangel) oder einen Mangel an Vitamin D stehen, Schlafprobleme für einen Mangel an B-Vitaminen.

Auswirkung	Nährstoffmangel
Kopfschmerzen	Wasser, Glukose, Magnesium
Müdigkeit	Wasser, Vitamin D, Vitamin B, Hormone, Glukose
Schlafprobleme	Vitamin B, Hormone
Konzentrationsschwäche	Wasser, Glukose, Fettsäuren, B-Vitamine

Bei diesen Symptomen kann ein Mangel an den angegebenen Nährstoffen vorliegen, die Sie zuführen sollten!

Vielleicht haben wir bereits diese „Warnlämpchen" und ignorieren diese Signale? Was, wenn wir einen genialen Bordcomputer in unserem Körper haben, diesen nur aber nicht immer interpretieren und nutzen können?

In der Diätetik lernt man, dass der Körper nach einem bestimmten System funktioniert. In der Praxis wird der Körper jedoch ohne Berücksichtigung dieses Systems behandelt. Wir laden Sie nun ein, ein Selbststudium zu starten. Verzichten Sie auf Bücher und Diätpläne, ziehen Sie nur Ihr Gefühl und Ihren Verstand heran. Denn am Ende des Tages zählt nur, wie es um Ihre persönliche Vitalität und Ihr Wohlbefinden steht. Beurteilen Sie selbst.

Workshop 1: Das Ernährungstagebuch

1. Woche: Bewusstseinsförderung
Schreiben Sie täglich eine Arbeitswoche lang mit, zu welcher Uhrzeit Sie essen. Notieren Sie auch, warum Sie gegessen haben. War es der Hunger? War es ein Ritual? War es, weil Sie gerade eine Pause gebraucht haben? Nennen Sie Ihre Motivation!

2. bis 4. Woche: Machen Sie regelmäßig einen „Tankstopp".
Ab der zweiten Woche achten Sie darauf, dass Sie tagsüber spätestens alle sechs Stunden etwas essen, in der Nachtzeit können es zwölf bis 15 Stunden sein. Notieren Sie weiterhin Ihre Essenszeiten und machen Sie Notizen zu den unten angeführten Fragen.

Natürlich können Sie öfter einen „Tankstopp" einlegen und nur für 20 Euro tanken, statt immer vollzutanken. Empfehlenswert aus unserer Sicht aber ist, nur dreimal täglich zu essen. Dadurch ist beispielsweise der Insulinspiegel nicht permanent erhöht. In bestimmten Fällen kann sich eine vierte Mahlzeit vorteilhaft auswirken. Diese bezeichnen wir als „Friedensmahlzeit", weil sie nachmittags den Blutzucker noch einmal langsam erhöht. Damit kommen Sie abends nicht hungrig und ungeduldig, eventuell sogar unterzuckert und gereizt, zu Hause an.

Hier geht es nicht um fixe Uhrzeiten, sondern um relativ fixe Intervalle zwischen den Mahlzeiten. Bitte beachten und nützen Sie diese Freiheit! Sie sind nicht an fixe Uhrzeiten gebunden, sondern an einen bestimmten Rhythmus, der im Urlaub, im Job und in Ausnahmesituationen mit etwas Übung einfach beibehalten werden kann. Wenn das Abendessen erst um 21:00 Uhr stattfindet, bedeutet das, dass am nächsten Tag um 12:00 Uhr erst die nächste Mahlzeit notwendig ist. Essen Sie andererseits schon um 17:00 Uhr das letzte Mal, dann sollten sie zwischen 5:00 und 8:00 Uhr etwas zu sich nehmen. Es muss keine sehr große Mahlzeit sein, aber wenigstens eine bewusste Energiezufuhr zum Tee oder Kaffee.

Das Gehirn braucht Glukose
Das Nervensystem ist das einzige System neben roten Blutkörperchen und dem Nierenmark, das seine benötigte Energie ausschließlich aus Glukose, umgangssprachlich als „Traubenzucker" bekannt, bezieht.

ERNÄHRUNG

KEY FACT 4

99

Wenn Sie vorwiegend mit dem Kopf arbeiten, ist es besonders wichtig, auf den Glukosegehalt in Ihrem Blut zu achten. 20 bis 40 Prozent Ihrer täglich zugeführten Energie kann das Gehirn in Anspruch nehmen.[10] „Denken" kann also sehr energieraubend sein. Bei zu langen Essensabständen, beispielsweise bei längeren Arbeitsphasen, ist die Wahrscheinlichkeit sehr hoch, dass Ihr Blutzucker auf „Reserve" absackt.

Ein Absacken kann zur Folge haben, dass in diesen Stunden des niedrigen Blutzuckerspiegels der „Sparmodus" in den Körperzellen eingeschaltet wird. Um bei der Metapher mit dem Auto zu bleiben: Sie können nicht mehr Gas geben, sondern nur mehr auf Sparprogramm fahren. Andererseits ist zu bedenken, dass ein stark und schnell ansteigender Blutzucker die Einlagerung von Bauchfett fördern kann. In beiden Fällen ist eine effiziente Fettverbrennung kaum möglich. Sparen und Speichern als Folge hoher Blutzuckerschwankungen ist bei uns Menschen durch Müdigkeit, Konzentrationsprobleme, Antriebslosigkeit und schlechte Stimmung spürbar. Die Folgen sind Leistungsabfall und eine Verminderung der Arbeitsqualität.[4]

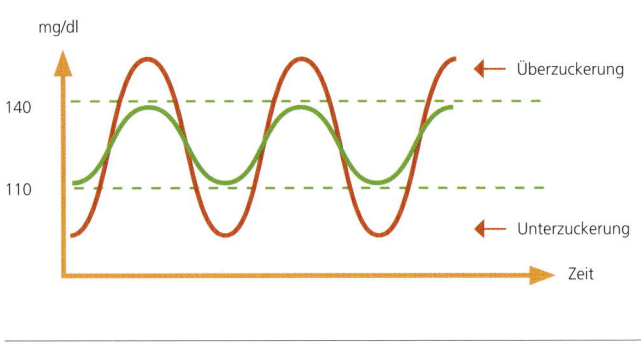

Optimaler Blutzuckerspiegel
Suboptimaler Glukosespiegel bei viel Arbeit und energiereichen Snacks

Rhythmische Abstände zwischen den Mahlzeiten halten den Blutzuckerspiegel konstant. Konstant bedeutet, dass der Spiegel selten unter 100 mg/dl fällt und selten über 150 mg/dl ansteigt. Natürlich spielt die Qualität der Speisen dabei eine Rolle. Um eine erste Wirkung zu erzielen, sollten Sie aber zuerst den Fokus auf den Rhythmus legen. Überlegen Sie nicht lange, sondern testen Sie, was der regelmäßige Mahlzeitenrhythmus bei Ihnen bewirkt.

Bewusstseinsfördernde Fragen für die Beobachtungsphase:
- Wie fühlen Sie sich, wenn Sie die Abstände Ihrer Mahlzeiten nach den beschriebenen Empfehlungen einhalten?
- In welchem Tempo essen Sie dann die nächste Mahlzeit? Vielleicht ruhiger und entspannter?
- Sind die Portionen gleich geblieben oder hat sich an den Mengenverhältnissen etwas geändert?
- Haben Sie auch bemerkt, dass die Mengen an konsumierten Speisen abends kleiner geworden sind, weil Sie tagsüber schon einen großen Bedarf decken konnten?
- Haben Sie einen anderen Appetit auf spezielle Lebensmittel beobachten können?

Weitere Tipps für das Ernährungstagebuch:
- Notieren Sie täglich, ob Sie Ihren Rhythmus eingehalten haben.
- Notieren Sie täglich, was Sie gegessen haben, damit Sie es später mit der Liste der Lebensmittel vergleichen können, welche die Schlüsselsubstanzen liefern.
- Machen Sie am Ende des Monats eine Statistik: An wie vielen Tagen, an denen Sie Ihren Rhythmus eingehalten haben, haben Sie sich vital gefühlt?

Der Genussfaktor

Wie oft ist es Ihnen schon passiert, dass Sie abends nicht mehr wussten, was Sie tagsüber gegessen haben? Haben Sie auch schon einmal verblüfft bei einem Meeting festgestellt, dass zwar Ihre Unterlagen voller Brösel sind, Sie aber nicht mehr wussten, wie viele Brötchen Sie zwischendurch gegessen haben?
Nutzen Sie die Nahrungszufuhr auch für den positiven Reiz Ihrer Sinneswahrnehmungen! Die Rede ist jetzt nicht nur vom Geschmack der Speisen. Beim Essen können Sie Ihre Augen und Ohren, Ihre Nase und Ihren Geschmack und Tastsinn derart stimulieren, dass es zu einem Mehrfachgenuss kommt. Genussfähigkeit ist nicht ausschließlich eine Frage des Kochs, sondern auch eine Frage seiner Gäste. Je mehr Sinne Sie beim Essen ansprechen, desto mehr Energie kann in Form von Endorphinen (Glücksstoffen) aktiviert werden. Außerdem wird durch die vermehrten Sinnesreize die Verdauungsarbeit des Magens besser

vorbereitet. Durch intensives Riechen an den Speisen vor dem Verzehr kann zum Beispiel die Magensaftproduktion aktiviert und der Magen besser auf die bevorstehende Aufgabe vorbereitet werden.[11] Das Essen liegt Ihnen dann möglicherweise nicht so schwer im Magen. Das eigenständige Zubereiten von Mahlzeiten ist deshalb eine sehr sinnvolle Tätigkeit, wenn auch im täglichen Leben nicht immer möglich. Dennoch: Die Augen essen bekanntlich mit, aber auch die Ohren und die Nase sind geeignet, um „mitzunaschen". Erlauben Sie es Ihren Sinnen, dass sie vor jedem Essen einmal begutachten, beschnuppern und vor allem bewusst wahrnehmen, was da auf die einzelnen Körperzellen wartet! Genuss braucht Zeit und Achtsamkeit, muss erlaubt sein und geht nicht nebenbei. Genuss profitiert von Erfahrung und nicht unbedingt von Quantität. Genuss kann alltäglich passieren und ist nicht nur Geschmackssache. Falls Sie für den Genuss eine wissenschaftliche Anleitung suchen, empfehlen wir das Buch „Kleine Schule des Genießens"[1], siehe Literatur.

Workshop 2: Essen mit allen Sinnen

Aktivieren Sie vor mindestens einer Nahrungsaufnahme am Tag Ihre Augen und Ihre Nase: Was sehen Sie? Was riechen Sie? Gibt es Gerüche, die besonders hervorstechen? An was erinnert Sie dieser Geruch? Und dann, erst nach ein paar bewussten Sekunden der Sinneswahrnehmung, lassen Sie es zu, dass der Gaumen und die Zunge zur Beurteilung dazukommen. Die Ohren dürfen auch aktiv sein, denn manche Speisen haben einen ganz speziellen Klang. Probieren Sie jede einzelne Komponente Ihrer Mahlzeit bewusst durch. Wie schmeckt das Fleisch, das Gemüse, der Fisch, die Kartoffeln für sich allein? Wie würden Sie den Geschmack jedes Anteils beschreiben? Ein positives Beispiel für sinnvolles Konsumieren ist die Wein- und Käsewelt. Dort wird durch bildhafte Beschreibungen der Produkte der Genuss hervorgehoben. Das können Sie allerdings auch mit jedem anderen Lebensmittel machen. Anfangs scheint diese Übung eigenartig und ungewohnt zu sein. Doch wenn Sie einmal den Mehrwert gespürt haben, dann lassen Sie sich diesen Genuss, dieses sinnerfüllte Essen, nicht mehr so leicht entgehen. Dabei kann es durchaus passieren, dass Sie von bestimmten Speisen Abstand nehmen, weil Sie diese als nicht genießbar eingestuft haben. Wenn Sie freiwillig auf die Hälfte Ihres Essens verzichten, weil es weder gut schmeckt noch gut riecht, starten Sie bereits die Ernährungsumstellung, die nachhaltig und von innen heraus gesteuert ist. Nicht Regeln und Verbote sind notwendig, um sinnvoll zu essen und die körpereigene Vitalität zu fördern, sondern die Genussfähigkeit ist der ausschlaggebende Faktor für eine Ernährungsform, die Energie gibt und nachhaltig für Freude sorgt.

Pareto statt Orthorexia nervosa

Das Pareto-Prinzip wird ausführlich im Kapitel „Entspannung – Gewinnbringende Eigenzeit" beschrieben und besagt, dass Sie mit nur 20 Prozent des möglichen Aufwandes 80 Prozent der möglichen Leistung erreichen können. Das ist ein sehr ökonomischer Zugang. Dieses Prinzip kann durchaus auch auf die Ernährung umgelegt werden.

Der bekannte Spruch: „Es ist nicht wichtig, was du zwischen Weihnachten und Neujahr isst, sondern zwischen Neujahr und Weihnachten" versinnbildlicht dieses Prinzip sehr deutlich. Sie sollten Ernährung nicht immer, aber so oft wie möglich für mehr Vitalität nutzen.

Ein krankhaftes Ernährungsverhalten ist der zweite Grund, warum das Pareto-Prinzip auch in der Ernährung Anwendung finden sollte. Wenn Sie versuchen, beim Essen alles zu 100 Prozent richtig zu machen, kann Sie das nur überfordern. Es ist unmöglich, dass jede Mahlzeit vollständig den ethischen und gesundheitsfördernden Ansprüchen entspricht: vollwertig, biologisch, vitaminreich, selbst gekocht und umweltschonend. Das Essen auf Reisen, in der Kantine, im Gasthaus und in Meetings setzt diesem Vorhaben ein schnelles Ende. Denn es ist selten das auf dem Teller, was Ihnen Experten als Richtwert vorgegeben haben. Sie haben nur zwei Möglichkeiten, dieser Situation zu entkommen: Entweder Sie investieren Ihre knappe Zeit, indem Sie vorkochen bzw. Ihre Lebensmittel überallhin mitnehmen und sich als gesundheitsaffiner Mensch outen. Oder Sie riskieren eine teilweise Fehlernährung im Laufe des Tages. Der Versuch, alles richtig zu machen, macht jedenfalls auch krank. Die Diagnose der Krankheit nennt sich „Orthorexia nervosa"[2].

Der Stress ums Essen ist also ähnlich ungesund wie das Essen unter Stress oder das nicht vollwertige, nicht sinnvolle Essen. Die Erfahrung zeigt, dass es vollkommen ausreicht, wenn Sie den Fokus auf das Frühstück und das Abendessen sowie die Mahlzeiten an den Wochenenden legen. Sie haben auch die Möglichkeit, Ihre Naschlade zu optimieren, zu Hause und am Arbeitsplatz. Diese Maßnahmen reichen aus, um sich nachhaltig vital zu fühlen. Mit dem Gefühl von Vitalität fällt es dann auch viel leichter, das Mittagsessen zu optimieren, weil Sie kreativer und mental leistungsfähiger sind. So finden Sie einfacher gesunde Alternativen.

Workshop 3: Das Pareto-Prinzip im Alltag

Beginnen Sie mit den Dingen, die leicht veränderbar sind und die Sie persönlich steuern können. Den Rhythmus steuern Sie vor allem durch das Frühstück, den Snack am Nachmittag und durch das Abendessen. Das Frühstück und das Abendessen sind die Mahlzeiten, bei denen man die Qualität der Speisen am besten selber beeinflussen kann. Wenn Sie allerdings das Mittagessen am besten im Griff haben, dann starten Sie einfach mit diesem. Es geht nicht darum, dass Sie alle Nahrungsaufnahmen ideal gestalten, und auch nicht darum, dass Sie jeden Tag den perfekten Rhythmus einhalten. Es geht darum, dass Sie ab heute bei Heißhungerattacken öfter die Stopp-Taste drücken und sich bewusst darüber Gedanken machen, was Sie essen oder mit den Lebensmitteln verursachen. Die Vitalität ist bereits spürbar, wenn Sie an fünf von sieben Tagen diese förderlichen Punkte berücksichtigen. An welchen Tagen Sie Ihre Gehirnzellen mehr oder weniger versorgen möchten, liegt an Ihnen. Bedenken Sie allerdings: Je mehr Informationen auf Sie einprasseln, je weniger Sie schlafen und je seltener Ihre Arbeitspausen sind, umso wichtiger ist die bewusste Aufnahme von Schlüsselsubstanzen bzw. Kraftwerken, die Ihr Körper nicht ausreichend produzieren kann.

Sieben Schlüsselsubstanzen für mehr Vitalität

Wasser, Magnesium, Ballaststoffe, B-Vitamine, mehrfach ungesättigte Fettsäuren, Vitamin D und B12 sowie die lebensnotwendige Aminosäure Trypthophan sind die Schlüsselsubstanzen, wenn es um Vitalität geht. Vitalität ist dann gegeben, wenn ein gesunder Mensch Freude verspürt, Kreativität und Konzentration abrufen und Lebenskraft steuern kann.

Warum sind die sieben Vitalitätsförderer lebenswichtig?

1. WASSER: Es fördert die Konzentration und senkt oder verhindert Kopfschmerzen und Müdigkeit. Wasser hilft aufgrund der Lösungsmitteleigenschaft, die Stoffe dorthin zu bringen, wo sie im menschlichen Körper gebraucht werden. Zu wenig Wasser bewirkt zu wenig Beweglichkeit der Nährstoffe in den Zellen.

   30 ml pro kg Körpergewicht soll laut DGE (Deutsche Gesellschaft für Ernährung) und ÖGE (Österreichische Gesellschaft für Ernährung) sowie WHO (World Health Organisation) die Mindestmenge der täglichen Flüssigkeitszufuhr eines gesunden Menschen betragen.

   Merken Sie sich folgende Metapher: Wenn Sie genug Wasser trinken, unterstützen Sie die Zelldehnung, damit alle Funktionen im Inneren der Zelle optimal ablaufen können. Mit ausreichend Wasser schwimmen alle Stoffe in der Zelle dorthin, wo sie gebraucht werden. Bei zu wenig Flüssigkeit kommt es zu einem Substanzstau und die Stoffe kommen nicht rechtzeitig und nicht in der richtigen Menge zu den Kraftwerken im Zellinneren, den Mitochondrien. Die Folgen sind weitreichend: Konzentrationsmangel, Müdigkeit und Kopfschmerzen treten auf und es kommt zu einem Leistungsabfall. Trinken hilft, dass alle wichtigen Substanzen dorthin schwimmen können, wo sie gebraucht werden.

2. MAGNESIUM: Magnesium entspannt nicht nur Ihre spürbaren Muskeln, sondern auch jene, die Sie nicht immer sehen und spüren wie Nacken, Kopf oder Darm. Je stressiger Ihr Tag ist, desto mehr sollten Sie auf die Zufuhr von Magnesium achten, denn ein gestresster Körper ist ein angespannter Körper! Eine Banane (50 mg) oder ein optimales Mineralwasser (200 mg pro Liter je nach Sorte) kann schon helfen, dem täglichen Bedarf von 350 bis 400 mg näher zu kommen und Verspannungen sowie Kopfschmerzen zu nehmen. Testen Sie selber, wie schnell ein Glas magnesiumreiches Wasser helfen kann! Weitere Magnesiumquellen sind Nüsse, Vollwertgetreide, Haferflocken und Hülsenfrüchte.

3. BALLASTSTOFFE: Sie regeln Ihren Blutzucker und sorgen dafür, dass die Energie, die Sie essen, langsam aufgenommen werden kann. Es gibt noch viele gesundheitsfördernde Gründe, täglich Ballast-

stoffe auf den Teller zu bringen, aber die langsame und dadurch lang anhaltende Energieaufnahme beeinflusst am meisten die kurzfristig gefühlte Vitalität. 30 Gramm Ballaststoffe – laut DGE – werden täglich empfohlen. Darum sollten Sie jeden Tag Getreide, Hülsenfrüchte und Gemüse genießen! Klingt einfach und ist es auch, sobald es zur Gewohnheit geworden ist.

4. B-VITAMINE: Sie sind die bekannten Nervenvitamine, auch neurotrope Vitamine genannt. Sie helfen, dass die Nervenzellen und Gehirnzellen die Energie aus dem Blut aufnehmen können, und sorgen auch dafür, dass diese Zellen ihre Arbeit gut erledigen können. Eine wesentliche Aufgabe der Gehirnzellen ist die Produktion von Glücksstoffen. Diese Produktion ist stark beeinträchtigt, wenn ein Mangel an B-Vitaminen vorliegt. Möchten Sie mehr Freude empfinden, dann sollten Sie B-Vitamine essen, die besonders in Muskelfleisch, Hülsenfrüchten, Hefeprodukten, Pilzen und Nüssen enthalten sind.

5. MEHRFACH UNGESÄTTIGTE FETTSÄUREN: Sie sind das „Isoliermittel" für Ihre Gehirn- und Nervenzellen. Wenn diese nicht gut „isoliert" sind, dann liegen Ihre Nerven buchstäblich blank! Darum spielen diese Fettsäuren eine wesentliche Rolle, wenn es um die Leistungsfähigkeit im Gehirn und um die Möglichkeit, Freude zu empfinden, geht. Walnüsse, Leinöl, fette Fische wie Lachs, Thunfisch, Makrele und Sardinen sowie steirisches Kürbiskernöl bieten eine gute Möglichkeit, diese Fettsäuren aufzunehmen.

6. TRYPTOPHAN beeinflusst die Serotoninproduktion im Gehirn. Leider ist der Stoffwechselprozess nicht so einfach, wie der kurze Satz vermuten lässt. Es gibt viele Theorien rund um die Produktion von Serotonin. In jedem Fall spielt die lebensnotwendige Aminosäure Trypthophan eine Schlüsselrolle. Darum zahlt es sich aus, Ei, Topfen und Fleisch den fetten, verarbeiteten Produkten aus der Lebensmittelindustrie vorzuziehen. Da die Serotoninproduktion im Gehirn auch von der Insulinausschüttung beeinflusst werden kann, ist aus heutiger wissenschaftlicher Sicht eine kohlenhydrat- und eiweißbetonte Ernährung zu bevorzugen (ÖGE, DGE, WHO).

7. VITALITÄT DURCH VITAMIN D UND B12

Diese beiden Nährstoffe zählen bei Menschen aller Kostformen zu den kritischen Nährstoffen, egal ob Veganer, Vegetarier, Mischkost- oder Diät-Fans.[5,6] Beide Stoffe beeinflussen Ihre körperliche und mentale Leistungsfähigkeit und können bei Mangel zu Müdigkeit, Konzentrationsproblemen und Verstimmungen des Gemüts füh- ren.[8] Vorsicht vor Überdosierung mit Vitamin D durch Einnahme von Nahrungsergänzungsmitteln, da es zu Leberschäden kommen kann: Laut Institute of Medicine in Washington liegt die sichere obere Zufuhrgrenze für Erwachsene bei 4 000 IE (Internationale Einheiten) Vitamin D pro Tag.

Tipps:
- Testen Sie jährlich im Oktober Ihren Vitamin-D-Status beim Arzt.
- Kontrollieren Sie bei Symptomen wie Müdigkeit, Schlafstörungen oder Stimmungsschwankungen auch Ihren B-12-Status.

Workshop 4:
Ernährungsoptimierung in vier Schritten

Üben Sie jeden einzelnen der unten beschriebenen vier Schritte für drei bis sechs Wochen. Je langsamer die Ernährungsumstellung passiert, desto eher wird sie Basis eines neuen Lebensstils werden. Es geht hier um keine kurzfristige Diät, sondern um eine dauerhafte Lebensstilän- derung. Step by step zu mehr Vitalität – auf Dauer!

1. Vier Handvoll Gemüse täglich

Je bunter desto besser. Ballaststoffe und Vitamine sind der Turbo in den Zellen!
Zum Jausenweckerl bitte einfach Radieschen, Tomaten, Gurken, Papri- ka, Karotten oder Kohlrabi essen. Sobald das Gemüse aufgeschnitten ist, klappt es mit dem Verzehr leichter. Essen Sie zu jeder Mahlzeit im Restaurant eine Portion Gemüse. Egal, ob als gekochtes Gemüse oder als Rohkostsalat. Im Winter eignet sich dazu sehr gut der vitaminreiche Krautsalat sowie Karotten, Sellerie, Kohlarten (Brokkoli, Karfiol), Rote Rüben, Zwiebel und Knoblauch. Bitte bevorzugen Sie Tiefkühlgemüse vor Dosensalaten. Für die Praxis bieten sich Gemüsesuppen, selbst ge-

macht mit Tiefkühl- oder Frischware, als ideale Zufuhr von Vitaminen an. Kochen Sie sich so oft wie möglich abends eine Gemüsesuppe. Ob Kürbis, Brokkoli oder Zwiebel, variieren Sie Ihre Lieblingssorten oder suchen Sie sich neue Sorten, die zu Ihren Lieblingssorten werden dürfen. Und seien Sie vor allem experimentierfreudig bei Gewürzen.

Tipp: Kürbis harmoniert sehr gut mit Curry, Brokkoli mit Kümmel, Zwiebel mit Curcuma.

Nutzen Sie im Sommer die enorme Auswahl. Allerdings zählt der Blattsalat nicht zu den Vitamin- und Ballaststofflieferanten. Sie können ihn gerne essen, er liefert aber keine wertvollen Stoffe, die wir in großen Mengen brauchen.

2. Täglich zwei Handvoll gekochtes Getreide bzw. Kartoffeln
Ob in Form von Roggenvollkornbrot, Hirse, Dinkel, Polenta oder Kartoffeln ist egal. Ballaststoffe, Stärke und viele wichtige Vitamine und Aminosäuren sind in vollem Getreide enthalten. Die genannten Nährstoffe können die Muskeltätigkeit und die Funktion der Gehirnzellen was Kraft, Ausdauer, Schlaf-Wach-Rhythmus betrifft, positiv beeinflussen und vor allem haben sie auch Auswirkung auf Ihre Entspannungsfähigkeit.[5] Darum empfehlen wir jedem gesunden Menschen: Tauschen Sie die Semmel mit einem Grahambrot, tauschen Sie geschälten Reis mit Kartoffeln, Polenta oder Dinkelreis und testen Sie Hirse als Beilage. Essen Sie vollwertiges Getreide ab heute so oft wie möglich, idealerweise aus biologischer Landwirtschaft. Das Vollkorngetreide bietet eine perfekte Möglichkeit, eine Vielzahl an Makro- und Mikronährstoffen in einem Lebensmittel zu konsumieren. Vollkorn muss nicht körnig sein, fein vermahlene Schrotbrote, fein vermahlene Flocken sind der ideale Einstieg in die Vollwert-Szene für den „kritischen" Gaumen!

3. Täglich zwei Handvoll Topfen, Joghurt oder Käse
B-Vitamine und das darin enthaltene Tryptophan können eine Leistungssteigerung der Gehirnzellen fördern. Tauschen Sie den Belag von Wurst, Leberkäse und fetten Aufstrichen in Topfenaufstriche und Käse. Im Sommer als Nachspeise, als Zwischenmahlzeit oder zu Cerealien empfehlen wir Naturjoghurts mit 3,6 Prozent Fettgehalt oder Topfen-Joghurt-Cremen.

4. Zweimal Fisch und einmal Hülsenfrüchte pro Woche

Essen Sie Erbsenreis, Linsensalate, Bohnensalate, Eintöpfe und Lachsbrote, Makrelen, Topfenaufstrich, Hering als Jause, Thunfisch gegrillt, Saibling oder Forellen gegrillt. Die darin enthaltenen B-Vitamine und die mehrfach ungesättigten Fettsäuren sind Nahrung für die Gehirnzellen. Tipp: Ändern Sie zuerst Ihren Einkauf, denn sobald der Fisch den Weg in den Kühlschrank geschafft hat, steigt die Wahrscheinlichkeit enorm, dass er auch den Weg in Ihre Körperzellen schafft.

Ihre neue Einkaufsliste

Gehen Sie die ersten Schritte zu mehr Vitalität mit optimierten Einkaufslisten. Keine Angst, Sie brauchen nicht in diverse Reformhäuser zu fahren, um Lebensmittel zu kaufen, die Ihre Vitalität unterstützen. Sie kaufen im selben Supermarkt wie bisher ein und fahren mit dem Einkaufswagen in dieselben Abteilungen. Die Lebensmittel, die wir Ihnen ans Herz legen, finden Sie meistens tiefer unten im Regal. Der Erfolg und die Vitalität stellen sich ein, wenn Sie es schaffen, zu 80 Prozent zu den hier angeführten Lebensmitteln zu greifen. Das heißt, es ist durchaus auch Platz für kleine „Glücklichmacher". Auf das Verhältnis kommt es bekanntlich an, welches Sie mit Workshop 3 trainieren und kontrollieren können.

Mischkost-Einkaufsliste: Produkte, die ihre Vitalität fördern!
- Dinkelschrotbrote, Roggenschrotbrote
- Dinkelreis, Kartoffeln, Hirse
- Topfen, Naturjoghurts, Cottage Cheese
- Eier
- Räucherlachs aus nachhaltiger Fischzucht, Räuchermakrele, in Essig eingelegte Heringe
- Schinkenarten nach Geschmack
- Brokkoli, Erbsen, Karfiol, Kürbis, Karotten-Selleriegemüse aus dem Tiefkühlfach oder Gemüse der Saison:
  o Wintergemüse: Kraut, Rote Rüben und mehr
  o Sommergemüse: Radieschen, Gurken, Tomaten und mehr
- Bananen und Obst der Saison
- Käferbohnen, Linsen
- Gewürze: Ingwer, Curcuma, Curry, Chili, Kümmel
- Magnesiumreiches Mineralwasser

- Leinöl, Kürbiskernöl, Sonnenblumenöl, Rapsöl, Walnussöl
- Vorzugsweise werden Produkte aus biologischem Anbau, biologischer Herkunft und mit dem AMA-Gütesiegel empfohlen.

Friedenssnack-Einkaufsliste – Produkte für zwischendurch!
- Getrocknete Apfelchips oder Apfelringe: Diese liefern wenig Fett, viele Ballaststoffe und sind ein Genusserlebnis für Ohren, Gaumen und Nase. Beobachten Sie, wie sich nach dem Verzehr von Apfelchips der Heißhunger oder Hunger legt, die Konzentration besser wird und sich ein Wohlgefühl einstellt.
- Cashewkerne: Sie liefern Tryptophan und Ballaststoffe. Deshalb sind sie ein guter Beitrag gegen das Nachmittagstief. Eine Handvoll Cashewkerne und zwei Handvoll Apfelchips könnten Ihr 17:00 Uhr-Friedenssnack sein, wenn Sie erst spät zum Abendessen Gelegenheit finden.
- Essfertige Maroni: Die ballaststoffreichen und fettarmen B-Vitaminlieferanten sind ideal für jedes Meeting und lange Autofahrten oder als Überbrückung bis zur nächsten Mahlzeit.

Key Fact 5: Entspannung

Wie schon in der Einleitung erwähnt, waren unsere Vorfahren vor Millionen Jahren Jäger und Sammler. Bis heute unterscheiden wir uns in den körperlichen Reaktionsmöglichkeiten nicht wesentlich von ihnen. Anspannung und Entspannung sind keine Ausnahmezustände des Organismus, sondern verlaufen nach einem Reaktionsmuster, das evolutionär angelegt ist und daher zur Natur des Menschen zählt. Wichtig ist, zwischen Anspannungs- und Entspannungsphasen eine Balance herzustellen. Zu lange Entspannungs- oder Passivitätsphasen sind für den Organismus ebenso unnatürlich und schädigend wie Belastungen, insbesondere chronische, welche die Kräfte des Körpers übersteigen. Aufbauend auf die Entspannungspyramide, befasst sich dieser Teil des Buches mit den Basics für mehr Erholung in Ihrem Leben.

Was ist Entspannung?
Entspannung, als wichtige Säule der Gesundheit, ist eine Notwendigkeit zur Verminderung der körperlichen sowie seelischen Anspannung und zum Abbau von Stress.[1,2] Im Alltag sind damit meist nur das subjektive Gefühl des Entspannt-Seins oder die damit verbundenen Tätigkeiten gemeint. Ziel ist ein Zustand, der durch eine positive Gefühlslage und geringe Energie gekennzeichnet ist: die Entspannungsreaktion.
Die psychischen Merkmale sind Wohlbefinden, eine positive Grundstimmung, innere Gelassenheit und Zufriedenheit, insbesondere nach einer Belastung oder einer erreichten Leistung. Körperlich lässt sich dieser Zustand durch einen abklingenden Muskeltonus, eine absinkende Herz-, Puls- und Atemfrequenz sowie durch die Wiederherstellung des hormonellen Gleichgewichts charakterisieren.

Es gibt eine Reihe von Begriffen oder Vorstellungen, die im engeren oder weiteren Sinne mit Entspannung assoziiert oder gar übersetzt werden. Dazu gehören Begriffe wie Relaxen, Chillen, Vor-sich-hin-Dösen, Nichts-Tun, Abschalten, Faulenzen, Müßiggang, Ausschlafen, Meditieren, Erholung und Urlaub.

111

Achtsamkeit als Basis

Achtsamkeit kann als eine Form der Aufmerksamkeit im Zusammenhang mit einem besonderen Wahrnehmungs- und Bewusstseinszustand verstanden werden. Sie könnte auch eine spezielle Persönlichkeitseigenschaft darstellen und wurde im Westen durch ihren Einsatz im Rahmen verschiedener Psychotherapiemethoden zur Verminderung von Leiden bekannt. Historisch betrachtet ist Achtsamkeit vor allem in der buddhistischen Lehre und Meditationspraxis zu finden. Eine der in der Forschungsliteratur am häufigsten zitierten Definitionen[6] lautet: Achtsamkeit ist eine bestimmte Form der Aufmerksamkeit, die sich auf das Hier und Jetzt bezieht, die absichtsvoll, wissend und nicht wertend ist.

Achtsamkeit ist somit weit mehr als Konzentration oder Fokussierung auf ein Objekt. Bei der Achtsamkeit wird der Fokus erweitert. Die Aufmerksamkeit richtet sich in einer umfassenden, klaren und hellwachen Offenheit auf die gesamte Fülle des Lebens.

Aus wissenschaftlichen Evidenzen ist bekannt, dass sich Achtsamkeit nur sehr schwer messen lässt. Achtsamkeit ist vielmehr ein Phänomen, das sich der empirischen Quantifizierbarkeit und Kalkulierbarkeit entzieht.

In den Traditionen des Buddhismus, des Christentums oder des Taoismus existiert die Idee vom Alltag als Achtsamkeitspraxis. Ziel ist es dabei, den Alltag bewusst und achtungsvoll zu leben und der Versuchung zu widerstehen, den Tag in blinden Gewohnheiten, vorgefassten Urteilen und automatischem Tun zu verbringen. Alltag wird somit zu einem schöpferischen Prozess.[3,6]

Um die Haltung der Achtsamkeit zu kultivieren, sind verschiedene Wege und Formen der Praxis entwickelt worden. Entspannungsverfahren, vor allem die meditativen, sind dazu bestens geeignet. Achtsamkeitstraining verbessert die Fähigkeit, präsent zu sein, und hat somit auch maßgeblichen Einfluss auf unser Glücksempfinden.[14]

Mensch, entspann dich!

Entspannungsfähigkeit ist kein außergewöhnliches Phänomen, sondern gehört zum normalen Verhaltens- und Überlebensrepertoire des Menschen. Über den Schlaf hinaus handelt es sich dabei um eine Ressource, die in jedem von uns schlummert. Zur Regeneration und zum Auslösen der Entspannungsreaktion bedarf es, neben einem gesunden

Schlaf und Zeit zur Erholung, auch einiger Übung und entsprechender Gestaltungsmöglichkeiten im Leben.

Die Entspannungspyramide zeigt in einfacher Weise eine Hierarchie zur Erholung und Regeneration des menschlichen Organismus.

Entspannungspyramide

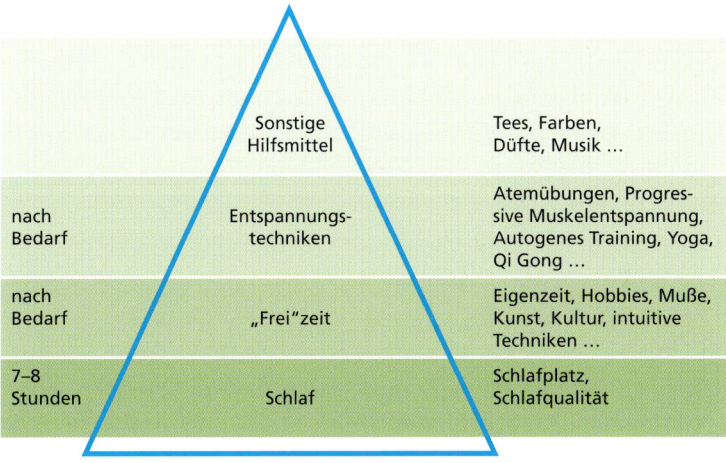

	Sonstige Hilfsmittel	Tees, Farben, Düfte, Musik ...
nach Bedarf	Entspannungs-techniken	Atemübungen, Progressive Muskelentspannung, Autogenes Training, Yoga, Qi Gong ...
nach Bedarf	„Frei"zeit	Eigenzeit, Hobbies, Muße, Kunst, Kultur, intuitive Techniken ...
7–8 Stunden	Schlaf	Schlafplatz, Schlafqualität

Entspannungspyramide nach Kohlmaier und Gosch

Erholsamer Schlaf

Ungefähr ein Drittel unseres Lebens verbringen wir mit Schlaf. Aus Experimenten wissen wir, dass zu wenig Schlaf die Leistungsfähigkeit mindert und der Mensch nach 48 Stunden ununterbrochenem Wachzustand extremen psychischen Stress erlebt.

Wissenschaftliche Untersuchungen lassen weiter darauf schließen, dass es sowohl eine evolutionäre Grundlage als auch ein biologisches Bedürfnis für den Schlaf gibt. Wir Menschen fühlen uns wohl, wenn wir genügend lang geschlafen haben, im Schnitt sieben bis acht Stunden.

Aus der Biorhythmus- und Schlafforschung wissen wir, dass alle Lebewesen vom Tag-Nacht-Rhythmus der Natur beeinflusst werden. Unser Körper ist an den zirkadianen Rhythmus gebunden: Aktivitätsniveau, Stoffwechsel, Herztätigkeit, Körpertemperatur und Hormonstatus nehmen nach unserer inneren Uhr zu oder ab. Größtenteils erreichen diese

Aktivitäten während des Tages ihren Höhepunkt und sinken im Schlaf auf den tiefsten Stand.

Beim Schlafen in der Nacht durchlaufen wir fünf Schlafphasen. Das Durchlaufen der ersten vier Phasen, des NREM-Schlafes (non-REM-Schlaf), dauert ungefähr 90 Minuten. Es beginnt mit der Einschlafphase mit geschlossenen Augen in einem entspannten Wachzustand, die nur wenige Minuten dauern sollte. In Schlafphase zwei kommt es zu einem Schwinden des Bewusstseins, man ist noch ziemlich leicht zu wecken. Der Tiefschlaf beginnt in der dritten Phase. Die Muskulatur ist entspannt. Herzschlag, Atmung und Blutdruck sinken. Nur noch laute, schrille und ungewohnte Geräusche setzen Wachreize. Der tiefste Punkt wird in der vierten Phase erreicht. In dieser Phase beginnt sich das Immunsystem zu regenerieren. Ein Wecken ist nur schwer möglich. Schließlich folgt die letzte Phase, der REM-Schlaf (rapid eye movement), mit etwa zehn Minuten Dauer. In dieser Zeit träumen wir am meisten, es kommt zu schnellen Augenbewegungen, die Muskulatur ist völlig entspannt, das Gehirn verarbeitet auf Höchstleistung.

In einer Nacht durchlaufen wir diesen 100-Minuten-Zyklus vier bis sechs Mal. Mit jedem Zyklus wird der Anteil des Tiefschlafes kleiner. Die REM-Schlafphasen werden zunehmend länger. Im letzten Zyklus dauert der REM-Schlaf fast eine Stunde. Insgesamt macht der NREM-Schlaf 75 bis 80 Prozent und der REM-Schlaf 20 bis 25 Prozent des gesamten Schlafes aus.[7]

Veränderungen, die eine Abweichung unserer biologischen Uhr von der äußeren Uhrzeit hervorrufen, beeinflussen unser Verhalten und Gefühlsleben maßgeblich. Drastische Beispiele für solche Verschiebungen sind lange Flüge in andere Zeitzonen oder Nachtdienste. Manche Angewohnheiten unseres Lebensstils, wie beispielsweise langes Fernsehen, Internetsurfen oder Ausgehen, rauben uns ebenfalls wichtige Schlafzeiten. Genussmittel wie Koffein, Nikotin oder Alkohol beeinflussen, sofern sie bis zu zwei Stunden vor dem Schlafengehen konsumiert werden, das Schlafverhalten ebenfalls negativ.

Schlaflänge, Schlafqualität und Einschlafgeschwindigkeit sind wichtige Indikatoren eines gesunden Schlafes. Experten empfehlen, immer zur gleichen Zeit ins Bett zu gehen und aufzustehen, auch an Wochenenden. Es geht darum, genau die richtige Menge an NREM- und REM-

Schlaf zu bekommen. Die Länge des Schlafes steht somit in engem Zusammenhang mit den Schlafphasen unseres zirkadianen Rhythmus. Fixe Einschlafrituale, eine leicht abgesenkte Raumtemperatur, Dunkelheit, ein guter Schlafplatz sowie das richtige Bett gewährleisten weiter eine tiefgehende Erholung.

Zum Abschluss noch ein interessanter Aspekt: Betten aus Zirbenholz verbessern nicht nur die Schlafqualität, sondern senken auch noch deutlich die Herzfrequenz. Mit Biofeedbackgeräten wurde durch Messung der Herzratenvariabilität die Schlafqualität analysiert und festgestellt, dass das Herz in Zirbenholz-Betten bis zu einer Stunde pro Tag weniger arbeiten muss.

Eine weitere gute Bewertung, in Bezug auf den eigenen Schlaf, bietet ein Schlafprotokoll, wie im anschließenden Workshop empfohlen.

Gewinnbringende Eigenzeit

Die zweite Ebene auf der Entspannungspyramide ist die der Freizeit. Zeit sowie Freizeit sind relative Begriffe. Zeit kann weder knapp sein noch erweitert werden. Wir alle haben die gleiche Zeit zur Verfügung. Zeitknappheit und Entschleunigung sind keine Eigenschaften der Zeit selbst, sondern eine Folge des gesellschaftlichen Umgangs. Es liegt an uns, aus der Zeit, die wir haben, entsprechend unseren Bedürfnissen etwas draus zu machen.

Neben dem Erleben der linearen Zeit – ein Nacheinander, ein Früher, ein Jetzt oder Später – erleben wir ebenso eine dreidimensionale Zeit aus Vergangenheit, Gegenwart und Zukunft. Das bedeutet, wir erfahren das Nicht-Mehr und das Noch-Nicht als eine Berührung mit dem Nichtwirklichen, entweder weil es vergangen ist oder weil es künftig sein wird. Vollkommen existent ist eigentlich nur die Gegenwart. Aber auch diese ist im nächsten Moment schon wieder vorüber. Doch diese Momente, in Achtsamkeit gelebt, verbessern die Lebensqualität erheblich. Mehr dazu finden Sie im Kapitel „Achtsame Kommunikation".

Der Freizeitforscher Peter Zellmann untersucht laufend den Umgang mit der sogenannten „freien Zeit".[9] Heute haben wir rund 225 000 Lebensstunden oder ein Drittel an Lebenszeit dazugewonnen, gleichzeitig hat sich die Arbeitszeit europaweit von 78 auf 39 Arbeitsstunden pro Woche halbiert. Mehr als die Hälfte unserer Lebenszeit ist jetzt sogenannte Freizeit, ein Drittel davon verbringen wir mit Schlaf. Auch wenn wir nur mehr 14 Prozent unserer Lebenszeit mit Ausbildung und Arbeit verbringen, heißt das noch lange nicht, dass wir uns dazwischen entspannen und erholen. Das Außerberufliche hat zwar an Bedeutung gewonnen, ist jedoch eine neue Leistungszeit. Obwohl der passive Medienkonsum, die Beschäftigung mit der Familie, ruhige, regenerative Tätigkeiten in Österreich an der Spitze der beliebtesten Freizeitaktivitäten liegen, haben in den letzten zwei Jahrzehnten zwei Trends den Lebens- und Freizeitstil gravierend beeinflusst: Smartphone und Internet bestimmen unser Freizeitbudget dermaßen, dass zum Teil von Freizeitstress gesprochen werden kann. Statt die gewonnene freie Zeit für uns zu nutzen, erledigen wir mit den neuen Möglichkeiten immer mehr in immer kürzeren Zeiteinheiten.

Hatzelmann und Held[8] plädieren für eine neue Zeitkompetenz. In der Regel nehmen wir unsere Zeit ausschließlich als Uhrenzeit wahr. Zeit ist für uns das, was man an der Uhr als Sekunden, Minuten und Stunden ablesen kann. Dabei werden andere wichtige Qualitäten der Zeit einfach ausgeblendet. Naturzeiten, Kulturzeiten, Rhythmisierung, Eigenzeiten, Flexibilität, Zeitvielfalt oder Zeitempathie spielen nur mehr eine untergeordnete Rolle oder werden als Begleiterscheinung der messbaren Zeit abgetan.

Das klassische Zeitmanagement beschäftigt sich vor allem mit der messbaren Zeit. Das ist natürlich ein relevanter Teil des kompetenten Umgangs mit der Uhrzeit. Eine gute Planung hilft uns, Termine zu koordinieren, Prioritäten zu setzen, den Tagesablauf einigermaßen nach Notwendigkeiten und Bedürfnissen zu gestalten.

Dabei können uns klassische Methoden wie die „Pareto-Regel" oder das „Eisenhower-Prinzip" helfen. Die Pareto-Regel – aufgestellt vom italienischen Volkswirtschaftler Vilfredo Pareto – besagt, dass mit 20 Prozent des Zeitaufwandes bis zu 80 Prozent des bestmöglichen Ergebnisses erzielt werden kann, wenn man sich auf das Wesentliche konzentriert. Jede weitere Zeitinvestition hat dann nur mehr 20 Prozent Erfolgsaussicht.

Über das Wesentliche im Leben nachzudenken, ist ein wichtiges Reflexionsinstrument, um für sich wertvolle Zeit zu generieren. In der Praxis lässt sich die Zeit gut nach dem Eisenhower-Prinzip managen. Diese Methode stammt vom US-General Dwight Eisenhower und dient zur Unterscheidung der beiden Ausprägungen Wichtigkeit und Dringlichkeit. Die praktische Ausführung dazu finden Sie im Workshopteil.

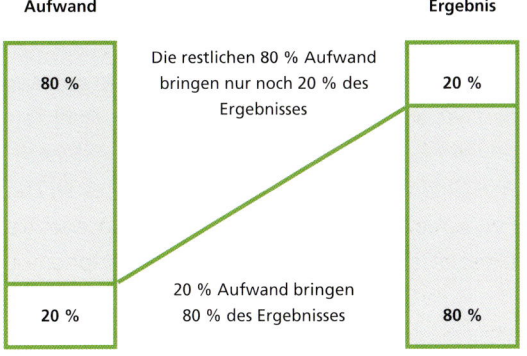

Aufwand		Ergebnis
80 %	Die restlichen 80 % Aufwand bringen nur noch 20 % des Ergebnisses	20 %
20 %	20 % Aufwand bringen 80 % des Ergebnisses	80 %

Pareto-Regel

Zu einem guten Aufgabenmanagement gehört auf alle Fälle ein Leben im eigenen Rhythmus. Ein Leben im eigenen Rhythmus, losgelöst von einer linearen Zeitstruktur, gibt uns mehr Zeithoheit und damit weitgehend Selbstbestimmung. Es stärkt unsere Lebensenergie und lässt zugleich Flexibilität zu. Das greift natürlich auch in das Arbeitsleben hinein. Ein gut ausgeschlafener Mensch kann mehr leisten. Auf den Schlaf-Wach-Rhythmus zu hören, bedeutet zur rechten Zeit schlafen zu gehen und regelmäßig genügend Schlaf zu bekommen. Sogar das früher beliebte kurze Mittagsschläfchen erfährt als „Powernapping" ein gesellschaftliches Revival. Jeder Mensch hat entsprechend der jeweiligen Anforderung eine Grundgeschwindigkeit, eine persönliche Drehzahl, mit der man seine Arbeit zufrieden erledigt. Die Zeiten, in denen man schnell ist oder zu Schnelligkeit gezwungen wird, sollten eher kurz gehalten werden. Vielmehr kommt es darauf an, im rechten Augenblick schnell sein zu können.
Ebenso wichtig ist, den Pausen, der Spontaneität und der Kraft des geglückten Moments genügend Raum zu geben. Es geht um die Kultivierung einer Zeitvielfalt. Auch dem nachzuspüren, was einem im Leben noch alles bedeutsam ist.

Mut zur Pause ist angesagt. Wichtige Erfindungen und Errungenschaften sind nur dadurch entstanden, weil Menschen sich die Zeit zum Nachdenken und Experimentieren nahmen. Es soll auch Zeit für uns selbst bleiben, zum Innehalten, zum Reflektieren und um über den Sinn oder auch Unsinn des Lebens nachzudenken.

117

Eine groß angelegte Studie[10] der österreichischen Arbeiterkammer mit Daten von 4 214 Arbeiterinnen und Arbeitern sowie Angestellten zwischen 17 und 67 Jahren, davon 47,5 Prozent Frauen und 52,5 Prozent Männer, zeigt eindeutig, wie wichtig Verschnaufpausen für die Balance zwischen Erholung und Beanspruchung sind. Gerade Menschen mit einem körperlichen Manko, die gesundheitlich angeschlagen sind, die länger für eine Arbeit benötigen, oder ältere Personen neigen dazu, sich zu spät und zu wenig oft eine Auszeit zu nehmen. Die Forscher plädieren für eine bessere Pausenkultur. Rechtzeitig, lang genug und oft genug Pausen zu machen, ist ein ganz wesentliches Mittel zur Erholung. Und zum Arbeitseinstieg nach der Pause werden kurze Aktivitäten in Form von leichten Gymnastikübungen empfohlen.

Auch lieb gewordene Alltagsrituale und sogenannte Zeitinseln, wie Spazierengehen, ein gutes Buch lesen, schöne Musik hören, den Cappuccino im Lieblingskaffeehaus genießen, liebe Freunde treffen und sexuell lustvoll aktiv zu sein, helfen abzuschalten. Oft erreichen wir auch mit scheinbar simplen Dingen, regelmäßig und selbstbestimmt gelebt, eine höhere Lebensqualität.

Wenn es uns gelingt, Frei- und Eigenzeit wieder als eigenen Wert zu schätzen, kann uns das helfen, das Zeitmanagement zu verbessern, mehr auf die Körperrhythmen zu achten, wohltuende Rituale und Zeitinseln zu vergrößern und langfristig mehr Zeitwohlstand in unser Leben zu bringen.

Gut einsetzbare Entspannungstechniken

Unterschiedliche Entspannungstechniken sind ebenfalls ein wichtiger Teilaspekt im Erholungsmanagement bzw. auf der Entspannungspyramide. Unter den klassischen Entspannungsverfahren werden verschiedene Techniken aus unterschiedlichen Traditionen zusammengefasst, die teilweise unterschiedliche Zielsetzungen haben.[1] Die Gemeinsamkeit ist jedoch auch hier, auf unterschiedlichen Wegen eine Entspannungsreaktion herbeizuführen.

Zu den klassischen Entspannungsverfahren zählen die Progressive Muskelentspannung (nach Jacobsen, seit 1929) und das Autogene Training (nach Schulz, seit 1920). In der Progressiven Muskelentspannung (siehe Workshop) kommt es zur willkürlichen Anspannung und Lösung von Muskelgruppen, um so sukzessiv eine Entspannung des ganzen Körpers und damit auch eine mentale Deaktivierung zu erreichen. Diese Techniken sind relativ leicht umsetzbar. Beim Autogenen Training handelt es sich um eine Form der „konzentrativen Selbstentspannung". Schultz unterscheidet Standardübungen (Unterstufe) und meditative Übungen (Oberstufe). Für das Autogene Training werden eine fachkundige Anleitung und viel Übung benötigt.

Das seit den 1970er-Jahren verwendete Biofeedback beruht auf dem Prinzip, normalerweise nicht wahrnehmbare physiologische Prozesse in elektronische Signale zu verwandeln und der Person Rückmeldung zu geben. Autonome Körperfunktionen können auf diese Weise willentlich beeinflusst und im Gegensatz zum autogenen Training objektiv messbar gemacht werden.

Sogenannte imaginative Verfahren nutzen die Vorstellungskraft, um Verhalten mental zu steuern. Es existieren verschiedene Anwendungsformen, die sich teilweise unabhängig voneinander entwickelt haben: Imagination, Visualisierung und Fantasiereisen. Meditative Verfahren sind sehr vielfältig und haben ihren Ursprung in unterschiedlichen, meist fernöstlichen Traditionen wie Yoga, Qi Gong, Tai Chi und Meditation. Sie dienen vor allem der Erweiterung des Bewusstseins. Auftretende Entspannungsreaktionen werden eher als Nebeneffekt betrachtet.

Das Thema „Dehnen" oder „Stretching" ist ebenfalls eine Möglichkeit, um sich zu entspannen. Dabei geht es um ein sanftes In-die-Länge-Ziehen bestimmter Muskeln oder Muskelgruppen. Kombiniert mit einer bewussten Atmung, vor allem einer bewussten lang andauernden Ausatmung, und Musik, entfaltet auch diese Methode eine Entspannungswirkung.

Pflanzliche und bunte Hilfsmittel

Es gibt einige Hilfsmittel, welche die Entspannung fördern und vertiefen. Die Verwendung von Pflanzen und Kräutern[11] war schon immer mit dem Leben der Menschen verbunden. Das Wissen über die Kraft der Pflanzen wurde ursprünglich von Generation zu Generation mündlich und oft nur an auserwählte Menschen weitergegeben. Aus dem chinesischen Raum ist besonders die Traditionelle Chinesische Medizin (TCM) zu erwähnen, die sich heute auch im Westen steigender Beliebtheit erfreut und die auf eine über 5 000 Jahre alte Tradition zurückblicken kann.

Doch auch im Westen hat sich über die Jahrhunderte ein großes Wissen über die Verwendung von Kräutern angesammelt. Paracelsus, Hildegard von Bingen und Sebastian Kneipp sind bekannte Vertreter dieser Pflanzenkunde.

Dass pflanzliche Wirkstoffe einiges bewirken und immer noch essenziell für die Entwicklung neuer Medikamente sind, zeigt die Tatsache, dass nur 29 Prozent aller von der Food and Drug Administration (FDA, der behördlichen Lebensmittelüberwachungs- und Arzneimittelzulassungsbehörde der Vereinigten Staaten) in den Jahren 1981 bis 2010 zugelassenen Arzneimittel rein synthetische Verbindungen sind. Fast drei Viertel der uns zur Verfügung stehenden Wirkstoffe sind Naturstoffe oder von diesen abgeleitet.

Welche Pflanzen aus der Heimat können nun helfen, sich mehr zu entspannen und innerlich ruhig zu bleiben? Entspannungsunterstützend wirken die Melisse, das Johanniskraut und der Lavendel. Als schlaffördernd sind der Baldrian, der Hopfen, die Passionsblume und die echte Kamille einzustufen. In welcher Form, als Tee, Tinktur oder Öl, und in welcher Dosis diese Pflanzen zum Einsatz kommen, erfragen Sie am besten in einer Apotheke oder bei anderen Experten.

Aus Pflanzen und Kräutern werden auch ätherische Öle gewonnen, die herrlich duften und in Duftlampen, Massageölen, Cremen und Badeessenzen ihre entspannende Wirkung auf Körper und Seele entfalten. Achten Sie beim Kauf auf hochwertige Produkte und testen Sie, was Ihnen gut tut. Für Entspannung geeignete Essenzen werden beispielsweise aus Lavendel, Melisse, Anis, Kamille, Jasmin und Fichtennadeln gewonnen.

Farben gehören ebenso in unser Leben. Sie schwingen wie Töne, sie erhellen unsere Seele und beeinflussen unsere Stimmung. Unsere tägliche Farbumgebung beeinflusst uns erheblich.[12] So hat ein Experiment gezeigt, dass bei einer Raumtemperatur von 18 °C ein in Gelb oder Orange gehaltener Raum von fast allen Menschen unserer Kultur als angenehm warm empfunden wird. Ein blauer Raum hingegen wird bei gleicher Temperatur als eiskalt bewertet. Aus anderen Untersuchungen weiß man, dass zum Beispiel lindgrüne und hellblaue Räume sehr beruhigend wirken, während sich in roten Räumen kein Mensch freiwillig länger aufhalten möchte. So gesehen können angenehme Farben bewusst für unser Wohlbefinden ausgesucht werden.

Zum Abschluss dieses Kapitels möchten wir noch die wunderbare Wirkung von Musik anführen. Musik ist leicht einsetzbar und kann sehr entspannend und beruhigend auf unseren Organismus einwirken.

Musik wird aber individuell erlebt. Die daraus resultierenden Reaktionen sind meist persönlichkeitsgebunden und erlebnisorientiert. Niedrige Frequenzen, Einförmigkeit, ein Tempo um 60 Schläge pro Minute und harmonische Klänge sind besonders gut für Entspannung geeignet.[13] Schlussendlich wissen Sie selbst am besten, was Ihnen guttut.

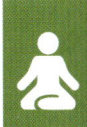

Workshop: Reflexions-, Wahrnehmungs- und Entspannungsübungen

Bezugnehmend auf die zuvor vorgestellten Bereiche und Möglichkeiten werden in diesem Workshop unterschiedliche Reflexionswerkzeuge sowie Entspannungs- und Achtsamkeitsübungen vorgestellt. Erholen und entspannen Sie sich gut damit.

Mein Schlafprotokoll
Setzen Sie alles daran, die Qualität Ihres Schlafes zu steigern. Folgende Rahmenbedingungen können dabei helfen:
Ruhiger Schlafraum, Raumtemperatur bei etwa 18 °C, 40–60 Prozent Luftfeuchtigkeit, strahlungsfreier Schlafplatz, passende Matratze, angenehmes Bettzeug, optimaler Schlaf-Wach-Rhythmus, leerer Magen und ein wirksames Einschlafritual.

Beobachten und dokumentieren Sie über einen Zeitraum von einem Monat Ihr Schlafverhalten. Kopieren Sie das angeschlossene Protokoll vier Mal. Analysieren Sie dann Ihre Schlaf- und Aufwachsituation und versuchen Sie Optimierungsprozesse einzuleiten. Zutreffendenfalls ordnen Sie sich auf einer Skala von 1 bis 10 ein.

Schlafprotokoll für eine Woche, siehe Seite 123

Zeitmanagement (nach Eisenhower)
Mit diesem Instrument haben Sie die Möglichkeit, Ihre Prioritäten im Leben neu zu überdenken und den Tagesablauf effizienter zu gestalten. Je nach Wichtigkeit und Dringlichkeit einer Aufgabe lassen sich vier Möglichkeiten der Bewertung und anschließenden Erledigung von Aufgaben unterscheiden. Das verbessert Ihre Entscheidungsfindung und Zeitplanung.

Schreiben Sie Ihre Tagesaufgaben in der Früh oder am Vortag auf und ordnen Sie diese Vorhaben den auf Seite 124 folgenden vier Bereichen (Quadranten) zu. Lassen Sie dabei auch zu, dass sich im Laufe eines Tages die Planung ändert und Sie die Prioritäten neu setzen.

122

	MO	DI	MI	DO	FR	SA	SO
Abendsituation							
Wann bin ich ins Bett gegangen? (Uhrzeit)							
Wie müde war ich beim Schlafengehen? (1 = sehr munter, 10 = sehr müde)							
Wie war meine Stimmung? (1 = sehr schlecht, 10 = sehr gut)							
Wann habe ich das Licht ausgemacht?							
Wie lange war meine Einschlafdauer? (geschätzt in Minuten)							
Morgensituation							
Wann bin ich aufgewacht? (Uhrzeit)							
Wann bin ich endgültig aufgestanden? (Uhrzeit)							
Wie müde war ich beim Aufstehen? (1 = sehr müde, 10 = sehr munter)							
Wie war meine Stimmung? (1 = sehr schlecht, 10 = sehr gut)							
Schlafbeurteilung							
Wie lange habe ich insgesamt geschlafen? (in Stunden, Minuten)							
Wie oft war ich nachts wach? (geschätzte Anzahl)							
Wie lange war ich nachts insgesamt wach? (geschätzt in Minuten)							
Wie war die Qualität des Schlafes? (1 = sehr schlecht, 10 = sehr gut)							

Datum: _____ Meine Tagesaufgaben:

B: wichtig, aber nicht dringend	*A: dringend und wichtig*
D: weder dringend noch wichtig	*C: dringend, aber nicht wichtig*

A-Aufgaben: Diese Aufgaben haben Vorrang und sollten möglichst sofort sowie persönlich erledigt werden. Es besteht eine absolute Notwenigkeit. Beispiele: Termin für einen Großauftrag, Vorbereitung auf ein wichtiges Projekt mit Zeitlimit, ein wichtiges vereinbartes Telefonat, Reklamation eines Kunden, Krisen „es brennt", große Probleme, wichtige Hilfeleistungen.

B-Aufgaben: Für diese Aufgaben ist eine Terminplanung wichtig. Es geht um Qualität. Über die Möglichkeit einer Delegation sollte nachgedacht werden. Beispiele: Vorbereitung und Durchführung von Projekten, Prozessverbesserungen, Aus- und Fortbildungen, Selbstreflexion und Praxisanalysen.

C-Aufgaben: Manche Aufgaben sind von vermeintlicher Wichtigkeit. Diese Aufgaben sind zu reduzieren bzw. zu delegieren. Beispiele: bestimmte oder längere Telefonate, Besprechungen ohne konkrete Zielsetzung und ohne Ergebnisse, anstehende belanglose Angelegenheiten, unnötige Berichte, Probleme der anderen.

D-Aufgaben: Solche Aufgaben (Müll, Triviales) sollten aus Ihrer Terminplanung verschwinden bzw. im Papierkorb landen. Beispiele: energieraubende Gespräche, unnötige Telefonate, Lesen unwichtiger Mails und Prospekte, Zeitverschwender und sonstige Zeiträuber.

Progressive Muskelentspannung nach Jacobsen

Variation 1 (Grundform)
Planen Sie für diese Entspannungsübung 10 bis 15 Minuten ein. Begeben Sie sich an einen Wohlfühlplatz. Sorgen Sie für eine entspannte und störungsfreie Atmosphäre. Gehen Sie die Anweisungen und Abläufe kurz vor Beginn durch. Dann nehmen Sie eine bequeme Haltung im Liegen oder im Sitzen ein und schließen Ihre Augen.

Folgender Ablauf wird bei jeder der sieben Muskelgruppen hintereinander gereiht: Zuerst lenken Sie Ihre vollkommene Aufmerksamkeit auf die jeweilige Muskelgruppe. Danach spannen Sie die Muskulatur mit dem Einatmen an und halten diese Spannung bei mittlerer Intensität etwa 5–7 Sekunden an. Atmen Sie ruhig weiter. Mit der nächsten Ausatmung lösen Sie die Spannung, lassen locker und genießen bzw. spüren den entspannten Zustand. Nach einigen ruhigen Atemzügen gehen Sie zur nächsten Muskelgruppe über.

Nun folgen die empfohlene Reihenfolge und die jeweiligen Aufgaben.

1) Den rechten Arm beugen und die Finger zu einer Faust ballen. Anspannen und 5–7 Sekunden halten. Dann die Spannung lösen und locker lassen.

2) Den linken Arm beugen und die Finger zu einer Faust ballen. Anspannen und 5–7 Sekunden halten. Dann die Spannung lösen und locker lassen.

3) Die Augen fester schließen, die Lippen zusammenpressen, die Zunge gegen den Gaumen drücken. Die Spannung 5–7 Sekunden halten. Dann die Spannung lösen und locker lassen.

4) Die Schultern hochziehen, den Hals anspannen. Die Spannung 5–7 Sekunden halten. Dann die Spannung lösen und locker lassen.

5) Das Gesäß und den Beckenboden anspannen, den Bauch leicht mitspannen. Die Spannung 5–7 Sekunden halten. Dann die Spannung lösen, locker lassen und sich wieder der ruhigen Atmung überlassen.

6) Die rechte Fußschaufel heranziehen, die Ferse in den Boden drücken und den Oberschenkel anspannen. Die Spannung 5–7 Sekunden halten. Dann die Spannung lösen und locker lassen.

7) Die linke Fußschaufel heranziehen, die Ferse in den Boden drücken und den Oberschenkel anspannen. Die Spannung 5–7 Sekunden halten. Dann die Spannung lösen und locker lassen.

125

Wer diese Grundform beherrscht, kann mit zunehmender Routine innerhalb kurzer Zeit das Entspannungserleben abrufen. Dann kann auch schon mit der folgenden Übung (Variation 2) eine tiefe Entspannung erreicht werden.

Variation 2 (Kurzentspannung)
Diese Übung kann im Stehen oder im Sitzen ausgeführt werden. Die Augen können offen bleiben. Gehen Sie mit Ihrer Wahrnehmung in den Gesichtsbereich und spannen Sie diesen für 3–5 Sekunden an. Danach lassen Sie locker. Als Nächstes spannen Sie Ihre Hände und Arme für 3–5 Sekunden fest an. Danach lassen Sie wieder locker. Zum Schluss spannen Sie für 3–5 Sekunden Ihr Gesäß, Ihren Beckenboden und die Oberschenkel an, atmen dabei ein und halten ganz kurz inne. Beim Ausatmen lassen Sie die Spannung über Ihre Füße in den Boden abfließen. Danach schließen Sie kurz Ihre Augen und spüren nach.

Variation 3 (Einschlafritual)
Eine von uns im Spitzensport zum besseren Einschlafen eingesetzte und bewährte Variante der Progressiven Muskelentspannung ist die Kombination von Aufmerksamkeitslenkung mit sanfter Bewegung (An- und Entspannung) bestimmter Körperteile.

Sie liegen schon im Bett. Ihre Gedanken hängen bedeutsamen Ereignissen des Tages nach. Sie können dadurch nicht einschlafen.
Schließen Sie sanft Ihre Augen. Der Körper befindet sich in einer angenehmen Schlafposition. Lenken Sie nun Ihre Aufmerksamkeit bewusst auf einen bestimmten Körperteil und bewegen diesen leicht aus der entspannten Position – nur eine ganz kleine, aber feine Bewegung. Danach lassen Sie diesen Körperteil wieder los und gehen mit Ihrer Aufmerksamkeit zum nächsten Körperteil. Folgende Körperteile eignen sich gut für diese Übung: die großen Zehen, jeder einzelne Finger, die Zunge, die Lippen. Lassen Sie es geschehen. Jeder Zwang ist zwecklos. Wenn Sie dann in der Früh aufwachen und nicht mehr genau wissen, wo Sie aufgehört haben, ist die Übung gelungen.

Entspannungsübungen für zwischendurch

ATEMBEOBACHTUNG
Diese Übung kann sowohl im Stehen als auch im Sitzen durchgeführt werden. Nehmen Sie sich zwischendurch Zeit, um Ihre Atmung zu beobachten. Suchen Sie einen geeigneten Platz und schließen Sie die Augen. Konzentrieren Sie sich auf die Körperbereiche, an denen Sie Ihren Atem bewusst wahrnehmen können – Nase, Brust- oder Bauchraum. Wenn Sie einatmen, beobachten Sie, wie die Luft in die Nase einströmt und durch den Rachen und die Luftröhre hinunter in den Brust- bzw. Bauchraum fließt. Beim Ausatmen beobachten Sie, wie der Bauch wieder abflacht, der Brustraum enger wird und der Atem durch die Nase wieder aus dem Körper ausströmt. Führen Sie diese Übung ein bis zwei Minuten durch. Zum Schluss spüren Sie etwas nach.

EINFACH LOSLASSEN
Nehmen Sie einen guten Stand oder eine aufrechte Sitzhaltung ein. Ziehen Sie beim Einatmen Ihre Schultern hoch und lassen Sie diese beim Ausatmen wieder fallen – falls möglich mit einem lauten Seufzer. Sie befreien sich von aller Last, die auf ihren Schultern ruht. Wiederholen Sie diese Übung ein paar Mal.

GESICHTSMASSAGE
Waschen Sie vor dieser Übung sorgfältig Ihre Hände. Danach setzen Sie sich bequem hin. Streichen Sie zuerst Ihr Gesicht mit Waschbewegungen aus. Massieren Sie als Erstes achtsam das Kinn. Gehen Sie danach weiter hoch zu den Mundwinkeln, dann zur Mitte der Oberlippe. Massieren Sie weiter, die Nase entlang, bis zur Nasenwurzel zwischen den Augenbrauen. Gehen Sie weiter zu den Schläfen. Massieren Sie achtsam in kreisenden Bewegungen. Dann massieren Sie noch Ihre Wangen und Nasenflügel. Zum Abschluss streichen Sie nochmals großflächig über das ganze Gesicht und spüren etwas nach.

GELENKE ÖFFNEN
Bewegen Sie die folgenden Gelenke im Sitzen oder Stehen ein paar Mal sanft durch: Fingergelenke, Handgelenke, Schultergelenke, Hüftgelenke, Kniegelenke, Fußgelenke und Zehen. Führen Sie die Bewegungen langsam und konzentriert aus. Zum Schluss spüren Sie etwas nach.

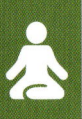

AUGENKREISEN

Nehmen Sie einen guten Stand oder eine aufrechte Sitzhaltung ein. Der Kopf ist gerade nach vorne gerichtet. Richten Sie ihren Blick nach oben und beginnen Sie Ihre Augen langsam und gleichmäßig im Uhrzeigersinn kreisen zu lassen. Versuchen Sie einen möglichst großen Kreis zu beschreiben. Danach wechseln Sie die Richtung. Zum Schluss schließen Sie Ihre Augen und entspannen kurz.

ZENTRIERUNG

Reiben Sie Ihre Handflächen aneinander, bis diese angenehm warm sind. Danach legen Sie beide Handflächen auf den Unterbauch. Halten Sie inne, spüren Sie die Wärme unter Ihren Händen. Schließen Sie die Augen. Spüren Sie in Ihre Mitte, wie sich Energie sammelt und wie sich diese Energie anschließend auf den ganzen Körper ausbreitet. Sie fühlen sich ausgeglichen und gut.

Key Fact 6:
Mentale Stärke

Es gibt im gesamten Universum nach dem heutigen Wissensstand keine Materie, die komplexer ist als unser Gehirn. Das gesamte Denkorgan enthält insgesamt etwa hundert Milliarden Zellen, die untereinander und mit allen Körperteilen in Verbindung stehen. Auch die Ergebnisse seiner Funktionen sind unübertroffen vielschichtig und vielseitig, ob schön oder hässlich, erfinderisch oder absurd. Alles, was uns Menschen ausmacht, beruht auf etwa 1 300 Gramm Eiweiß, das in einem zwei Fäuste großen Körperteil konzentriert ist.[1, 2, 3]

Leistung bis ins hohe Alter
Die Plastizität, die Formbarkeit, des menschlichen Gehirns ist bis zum 20. Lebensjahr am größten, sie bleibt jedoch bis ins hohe Alter erhalten. Es gibt wenige Belege, welche die Annahme stützen, dass allgemeine kognitive (geistige) Fähigkeiten bei körperlich gesunden Menschen im höheren Alter abnehmen. Nur etwa fünf Prozent der Bevölkerung erleiden laut Wissenschaftlern größere Einbußen der geistigen Leistungsfähigkeit.

Ein altersbedingter Abbau von geistigen Funktionen tritt üblicherweise nur bei einigen Fähigkeiten auf, wie zum Beispiel bei der Verarbeitungsgeschwindigkeit von neuen Informationen. Die Forschung lässt vermuten, dass einige kognitive Defizite infolge mangelnden Gebrauchs, nicht infolge unvermeidlichen Verfalls entstehen.
Einige Wissenschaftler denken auch, dass die Leistung älterer Menschen möglicherweise dadurch verschlechtert wird, dass diese glauben, ihre Gedächtnisleistung nimmt ab.
Es gibt auch Veränderungen im Alter in Richtung Zugewinn. Beispielsweise erhöht sich die „Weisheit". Darunter versteht man den Erfahrungsschatz, das reichhaltige Wissen um das Leben selbst. Ebenso haben ältere Erwachsene bessere Möglichkeiten, durch Assoziationen zu lernen, darunter versteht man das Phänomen der Wissensverknüpfung und natürlich auch Eselsbrücken.

Die Forschung geht auch schon lange davon aus, dass ältere Gehirne anders arbeiten als jüngere.[1] Seitdem bildgebende Verfahren als Werkzeug der Wissenschaft verfügbar sind, versteht man diese Veränderungen sehr viel besser.

Bestimmte Aufgaben, wie visuelle Aufmerksamkeit und kurzzeitige Merkfähigkeit, können sowohl von 20-Jährigen als auch von 70-Jährigen gleich korrekt gelöst werden, wobei allerdings die jüngeren Erwachsenen schneller sind. Die Aktionsmuster unterscheiden sich deutlich dadurch, dass bei älteren Menschen bei Gedächtnisleistungen einfach mehr Gehirnareale aktiv werden.

Das lässt die Schlussfolgerung zu, dass das Gehirn des Menschen mit zunehmendem Alter anders funktioniert. Einerseits kompensiert das Gehirn sensorische Unzulänglichkeiten, andererseits geht im Alter die Fähigkeit verloren, unnötige Hirnaktivitäten einzusparen.

Die Entwicklung bringt immer Gewinne und Verluste mit sich. So gesehen besteht die Kunst eines langen und erfolgreichen Lebens darin, die eigenen Gewinne im Hinblick auf Körper und Geist zu sichern und die Verluste zu minimieren.

Was ist mentale Stärke?

Das Wort „mental" kommt aus dem Lateinischen und wurde von „mens = Denkkraft, Geist" abgeleitet. Es steht für unsere Psyche bzw. unser Denk- und Vorstellungsvermögen. Mental stark sind nun jene Menschen, die wissen, wer sie sind (Selbstbewusstsein, Selbstwert, Gefühle, Bedürfnisse), die ihre Stärken kennen (besondere Fähigkeiten, Talente), denen klar ist, wohin sie gehen möchten (Visionen, Ziele, Vorhaben), die bereit sind, die Verantwortung für sich selbst zu übernehmen (Eigenverantwortung) und die dann im Tun ganz und gar aufgehen können (Aufmerksamkeit, Achtsamkeit).

Mental starke Menschen haben die Kompetenz, ob bewusst oder unbewusst, zu jedem gewünschten Zeitpunkt einen den Anforderungen entsprechenden inneren Zustand herzustellen und aufrechtzuerhalten. Sie können positive und anhaltende Veränderungen herbeiführen und schließlich die eigene Leistungsfähigkeit optimieren. Mentale Stärke kann wie die Muskulatur in jeder Lebensphase trainiert werden.

Gefangen in den eigenen Mustern

Einstellungen, Haltungen, Überzeugungen, Traditionen, Überlieferungen, Glaubensbekenntnisse und Wertvorstellungen werden zunächst von den Eltern und von wichtigen Personen in der Erziehung, später auch von den Konventionen der Gesellschaft übernommen. Damit wir zur Familie, zum Freundes- und Kulturkreis „dazugehören", passen wir uns an und vertreten deren Meinung. Solche Glaubenssysteme werden sowohl von einzelnen Menschen als auch von Menschengruppen entwickelt und subjektiv als allgemein gültige Realität wahrgenommen.

Auch simple Lebensweisheiten, die wir in Büchern, auf Aufklebern oder in Kalendern lesen, beeinflussen unser Leben mehr, als wir glauben. Ebenso können sich Redensarten wie „Frauen verstehen nichts von Technik" oder „Männer sind alle gleich" oder „im Alter wird man vergesslich" schnell zu Leitsätzen entwickeln, von denen man sich negativ beeinflussen lässt.

Diese Denkmuster und Selbstbilder können sowohl Förderer als auch Hindernisse im Leben sein. Es hängt von der Beschaffenheit dieser eingefahrenen Muster und inneren Bilder ab, wie und wofür ein Mensch sein Gehirn benutzt und welche neuronalen Verschaltungen deshalb in unseren Gehirnen fortan gebahnt und gefestigt werden. Es gibt Prägungen, die Menschen dazu bringen, sich immer wieder zu öffnen, Neues zu entdecken und gemeinsam mit anderen nach Lösungen zu suchen. Es gibt aber auch Muster, die Angst auslösen und uns zur Verschlossenheit vor dieser Welt zwingen. Es gibt innere Bilder, aus denen wir Mut, Ausdauer und Zuversicht schöpfen. Und es gibt welche, die uns in Hoffnungslosigkeit, Resignation und Verzweiflung stürzen lassen.

Es ist sehr ratsam, sich mit seinen Glaubenssätzen, Weisheiten, Sprichwörtern oder Redensarten genauer auseinanderzusetzen. Nur wenn wir uns der Herkunft und der Wirkung dieser Denkweisen und inneren Bilder bewusst werden, können wir auch darüber nachdenken, wie wir damit umgehen, und neue Muster kreieren.

Selbstbewusstes Mindset

Noch nie hatten so viele Menschen das Gefühl, dass es Veränderung im Denken, Handeln und in unserer gesellschaftlichen Ordnung geben muss. Durch unsere Fähigkeit, über unser Leben nachdenken zu können, aus Erfahrungen zu lernen, eigene Werte zu entwickeln und Meinungen zu bilden, sind wir auch fähig, erfolgreiche neue Lebensmodelle und -muster zu entwickeln. Dazu müssen wir unseren eige-

MENTALE STÄRKE

KEY FACT 6

131

nen Selbstwert beurteilen. Erst durch genügend Selbstwert können wir leichter positive Veränderungen in unserem Leben bewirken.

Wenn wir uns mögen und uns weitgehend so akzeptieren, wie wir sind, verfügen wir über einen gut entwickelten Selbstwert. Richten wir dagegen unser Verhalten eher danach aus, anderen zu gefallen, liebenswert zu sein und nicht anzuecken, weil wir Angst vor Zurückweisung, Liebesverlust oder Einsamkeit haben, leiden wir eher unter einem Mangel an Selbstwert.

Eine Analyse basierend auf sechs *Selbstwertkategorien*[5] kann helfen, Stärken und Schwächen im Selbstwert herauszufiltern. Damit wird klar, in welchem Bereich bzw. welcher Kategorie der Selbstwert insgesamt verbessert werden kann.

Kategorie 1 richtet sich auf den emotionalen Selbstwert. Achte ich auf meine Bedürfnisse und Ziele, lebe ich sie und habe ich ein gutes Gefühl dabei?

In *Kategorie 2* geht es um die Sicherheit im Kontakt mit anderen Menschen. Wie angstfrei gehe ich auf andere Menschen zu, wie frei äußere ich mich und kann meine Meinung vertreten?

Der Umgang mit Kritik charakterisiert die *3. Kategorie*. Kann ich konstruktive von destruktiver Kritik unterscheiden und wie gehe ich insgesamt mit Kritik um?

Der leistungsbezogene Selbstwert ist Thema in der *4. Kategorie*. Fühle ich mich kompetent in dem, was ich tue, und bin ich mit meinen Leistungen zufrieden?

Kategorie 5 bezieht sich auf die eigene Attraktivität. Welchen Bezug habe ich zu meinem Erscheinungsbild? Finde ich mich attraktiv oder habe ich etwas an meinem Körper auszusetzen?

Die letzte und *6. Kategorie* bezieht sich auf die ersten drei Key Facts. Wie fit und beweglich bin ich? Wie steht es um meine körperliche Belastbarkeit und Koordinationsfähigkeit? Habe ich Vertrauen in meine körperlichen Fähigkeiten und bin ich den körperlichen Anforderungen des Lebens gewachsen?

Ebenso lohnt es sich, über persönliche Werte nachzudenken. Es gibt Werte, die in die gleiche Richtung zielen und sich daher gegenseitig fördern, wie z. B. Gesundheit, Lebensfreude, Liebe, Familie oder Freundschaft. Andere können miteinander konkurrieren und setzen sich dann gegenseitig außer Kraft, wie z. B. Pünktlichkeit und Gelas-

senheit, exzessive Freizeitbeschäftigung und Familie, Sicherheit und Mut, Nähe und Distanz. Werte können an sich positiv sein. Wenn sie aber im Leben den falschen Stellenwert haben, führen sie auf Dauer zu Erfolgsblockaden. Wer sein Leben mit kleinen, unwichtigen Dingen füllt und damit keine Zeit für große und wichtige Dinge hat, lebt an seinem Leben vorbei. Meist stellt sich in schwierigen Lebenslagen oder in Konfliktsituationen rasch heraus, wie gefestigt die eigene Wertehierarchie ist. Selbstverständlich verändern sich die persönlichen Werte im Laufe eines Lebens und sollten neu überdacht werden.

Die Lebenseinstellung, der Selbstwert und die Werte bilden die Basis für eine gezielte Vorgangsweise. Wir können unsere Ziele besser formulieren und entsprechende Vorstellungen und Selbstinstruktionen konstruieren.

Bewegte Selbstinstruktionen

Die Menschen wissen schon seit Jahrhunderten um die Wirkung von Vorstellungen und Gedanken. In der Psychotherapie und in der Medizin wird die Imagination zu Heilzwecken eingesetzt. Im Sport sind Visualisierungstechniken und Selbstinstruktionen nicht mehr wegzudenken und führen zu großen Erfolgen. Zudem gibt es in der Wissenschaft viele Erklärungsmodelle über die physischen Vorgänge im Gehirn. Forscher konnten beispielsweise nachweisen, dass im Kopf dieselben Neuronenverbände mit nahezu derselben Intensität aktiv sind, unabhängig davon, ob die Situation tatsächlich oder nur in der Vorstellung erlebt wird.

Wir erschaffen also sowohl über unsere Sinne – Sehen, Hören, Tasten, Spüren, Riechen und Schmecken – ständig innere Bilder als auch über bloße Fantasien, die dann körperliche und emotionale Reaktionen sowie entsprechendes Verhalten auslösen. Ebenso beeinflussen innere Selbstgespräche und ausgesprochene Worte unser Verhalten und Erleben. Sie sind genauso mitverantwortlich für Erfolgserlebnisse, Glücksgefühle und Zufriedenheit, aber auch für Misserfolge, Enttäuschungen und Unzufriedenheit.

Eine bewusste, gezielte und gut abgestimmte gedankliche Auseinandersetzung mit bestimmten Situationen und Handlungen wie beruflichen Herausforderungen, Alltagsgeschehen, Trainings- und Wettkampfsituationen, Prüfungen oder Verhandlungen führt zum besseren Gelingen dieser Ereignisse. Entscheidend ist, dass die Vorstellungen und Selbstanweisungen zu einem passen und zum Wohlbefinden sowie zur Zielerreichung beitragen.

Das können tolle Urlaubsfotos, Bilder für schöne Erinnerungen oder Kraftsymbole sein, die Sie als Anker an Stellen positionieren, die Sie immer wieder an Ihre Ziele erinnern, im Badezimmer, auf dem Schreibtisch oder an der Schlafzimmertür. Für Ruhe, Konzentration und Genauigkeit stellen Sie sich z. B. eine ruhige Wasseroberfläche, eine Waage in Balance oder einen Laserstrahl vor, der präzise ins Zentrum führt.

Bei der Vorstellung von Erfolgen geht es darum, innere Bilder zu erzeugen, die Ihr oberstes Ziel der Karriere beschreiben. Das kann ruhig übertrieben positiv sein. Je genauer, intensiver und häufiger Sie daran denken, desto mehr wird diese „Vision" Ihr Handeln beeinflussen und Sie werden ganz automatisch Dinge tun, die Sie Ihrem Ziel näher bringen.

In Gedanken können zukünftige Ereignisse vorweggenommen werden. Erwünschte, gewollte, Erfolg versprechende Handlungen entstehen im Kopf. Die gedachte Situation oder Handlung kann im Kopf beliebig oft wiederholt werden. Gelungene Handlungen und geglückte Situationen können damit sowohl inhaltlich als auch emotional gespeichert werden. Unerwünschte Situationen können überdacht und somit vermieden werden. Wissen über das Geschehen wird generiert, was die Handlungssicherheit steigert.

Will man beispielsweise die Eigenschaft „Selbstvertrauen" stärken, ist an eine dementsprechende Imagination zu denken. Beispielsweise stellt man sich vor, wie man erfolgreich und voller Selbstvertrauen schwierige Dinge bewältigt, oder ruft gedanklich Situationen aus der Vergangenheit auf, wo man sich ausgesprochen gut gefühlt hat, wo alles mit „Leichtigkeit" gelungen ist. Spürt man idealerweise diese positiven Gefühle von Stärke und Selbstvertrauen, drückt man einen gezielten Punkt am Körper, wie z. B. am Brustbein, und speichert diese Gefühle dort symbolisch ab.

Bei oftmaliger Wiederholung wird dieser Punkt zunehmend an Stärke gewinnen. Drückt man diesen Punkt in einer bestimmten Alltags- oder Sportsituation, dann werden bei erfolgreicher Abspeicherung die Gefühle von Selbstvertrauen und Stärke aufgerufen.

Imagination ermöglicht ebenso eine bewusste Auseinandersetzung mit vergangenem Verhalten und Erleben. Mit dieser Reflexion kann ein weiterer Grundstein für eine positive Entwicklung und Veränderung gesetzt werden.

Verhalten, Gefühle und Einstellungen lassen sich ebenso mit positiven Selbstinstruktionen beeinflussen. Diese Anweisungen an sich selbst sind gut zu formulieren. Bewährt haben sich die Ich-Form in der Gegenwart, eine kurze und präzise Ausdrucksweise, positive und konkrete Aussagen, die Ansprache auf mehreren Wahrnehmungskanälen und vor allem eine hohe Identifikation, zu Ihnen passende Formulierungen. Durch das oftmalige Wiederholen dieser Anweisungen verändert sich Ihr Denken und bewirkt positive Veränderungen in unterschiedlichen Bereichen.

Abschließend ein paar Beispiele:

Allgemein:	Ich lebe mein Leben. Ich bin in jeder Situation ruhig und gelassen.
Schlaf:	Meine Gedanken sind mir gleichgültig. Ich schlafe ruhig ein.
Angst:	Ich bin frei und habe Mut. Ich bleibe geborgen und ruhig.
Gedächtnis:	Ich lerne gerne, schnell und leicht. Meine Gedanken strömen.
Konzentration:	Mein Kopf ist klar. Ich bleibe bei der Sache, hier und jetzt.
Prüfung:	Ich gehe mit Sicherheit und Vertrauen in die Prüfung. Ich kann es.

SMARTe Ziele setzen

Sie haben eine Vision. Ein Herzenswunsch beschäftigt Sie schon länger. Sie möchten Ihre derzeitige Situation verändern. Menschen, die wissen, was sie im Leben wollen und sich darüber bewusst sind, was sie alles erreichen können, sind einfach erfolgreicher. Indem wir unsere eigenen Ziele beständig verfolgen, läuft trotz stetigem Wandel und Krisen alles leichter und wir haben auch den Mut, Ideen und Visionen in die Realität umzusetzen.

Erst mit einem konkreten Ziel vor Augen kann man die nötigen Schritte planen und genügend Tatkraft mobilisieren. Zielorientiertes Denken motiviert und ermutigt, ein neues, aktives Leben zu kreieren.

Wichtig ist, dass Sie Ihre Ziele bewusst wählen und bereit sind, diese durch entsprechende Handlungen zu erreichen. Ziele haben dann eine große Erfolgsaussicht, wenn sie eine hohe Identifikation aufweisen und im Einklang mit dem eigenen Leben stehen. Die eigenen Ziele zu finden, ist eine große Herausforderung, weil sich dadurch vieles offenbart. Denn nur, wenn Sie sich selbst gut kennen, können sie auch Ihre „richtigen" Ziele finden. Die Zielfindung ergibt sich aus dem, was Sie erreichen möchten. Sie formulieren Ihr Ziel, indem Sie Ihre Absicht bekunden. Sie geben Ihrer Intention eine Richtung. Sie treffen eine klare Entscheidung und wählen ganz bewusst, was in Ihrem Leben geschehen wird. Mit dieser Absichtserklärung werden Sie zum aktiven Gestalter Ihres Lebens. Willenskraft und Durchhaltevermögen begünstigen den Start, können aber auch durch die intensive Auseinandersetzung mit Zielprozessen und durch spezielle Techniken trainiert werden.

Der entscheidende Schritt ist die Zieldefinition. Sie zeigt während der gesamten Umsetzungsphase an, wohin der Weg führt, und bildet den Leitstern der Veränderungsarbeit. Der Weg selbst kann, abhängig vom Ausmaß der gewünschten Veränderung, länger oder kürzer sein. Lebensziele entsprechen der persönlichen Mission und zeigen an, was im Leben insgesamt erreicht werden soll. Sie sind Vision und Kompass zugleich, an dem sich jede Veränderung zu orientieren hat. Mit der Umsetzung bzw. Veränderung von Lebenszielen verändern sich Lebensbereiche, Einstellungen, Fähigkeiten und Werte mit. Mittelfristige Ziele ziehen sich über einige Monate, wie Lebensstiländerungen oder berufliche Veränderungen, oder über längere Lebensphasen, wie die Planung der Karriere oder der Pension. Sowohl Lebens- als auch mittelfristige Ziele lassen sich in kürzere Etappenziele unterteilen. Hingegen sind kurzfristige Ziele, wie Verhaltensänderungen, Bewegungslernen, Verbessern von Techniken, auf kürzere Zeiträume beschränkt.

Ist das Ziel gewählt und klar definiert, kommt es zur Planungs- und Umsetzungsphase. Dabei unterstützt die sogenannte SMART-Regel Ihr Vorhaben.

S	→	selbst erreichbar
M	→	messbar
A	→	attraktiv
R	→	realistisch
T	→	terminisiert

136

Das Ziel sollte von Ihnen selbst erreicht, verfolgt und aufrechterhalten werden können, wie zum Beispiel „Erreichen des Idealgewichts". Es geht um Veränderungen bei Ihnen selbst und nicht bei anderen Menschen. Sie arbeiten selbst aktiv an der Zielerreichung und sind selbst für die Umsetzung verantwortlich. Eine Abschiebung der Selbstverantwortung würde mit folgender Aussage ausgedrückt werden: „Mein/e Partner/in darf nicht mehr so üppig kochen." Hingegen erweist sich folgende Einstellung als zielführend: „Ich bin für mein Essverhalten selbst verantwortlich und ich will abnehmen."

Das Ziel sollte messbar sein. Das bedeutet, es soll feststellbar sein, wann Ihr Ziel erreicht ist. Eine nicht messbare Formulierung wäre: „Ich will Gewicht verlieren." Eine messbare Aussage wäre: „Ich will 68 kg wiegen."

Ist das Ziel wichtig und erstrebenswert, löst es auch Vorfreude aus, wie: „Andere werden mich dafür bewundern." Verneinungen und Vergleiche sind zu vermeiden. Formulieren Sie stattdessen positiv. Statt: „Ich will nicht mehr dick sein" oder „Ich will nicht mehr so viel essen" sagen Sie motivierend: „Ich will meinen Körper verändern, um mich gesünder zu fühlen und beweglicher zu sein" oder „Ich freue mich darauf, wieder attraktiv auszusehen."

Prinzipiell ist jedes Ziel erreichbar. Sie sollten daher nicht auf Ihre Träume verzichten. Dennoch ist es notwendig, die Herausforderungen und Konsequenzen einer Veränderung vorab zu bedenken, um Hindernissen vorzubauen, die einen im Laufe des Weges von der Zielerreichung abbringen können. Das Ziel sollte daher für Sie selbst realistisch sein. Statt: „Ich will in zwei Wochen 8 kg abnehmen" sagen Sie besser: „Ich will innerhalb der nächsten fünf Monate 8 kg an Gewicht verlieren." Deadlines und konkrete Zeitpunkte erleichtern die Messbarkeit von Zielen. Zu diesen Zeitpunkten lässt sich feststellen, ob das Ziel erreicht wurde bzw. wie weit man noch von davon entfernt ist. Große und zeitlich weit entfernt liegende Ziele lassen sich durch Unterteilung in kleinere Einheiten in zeitlich greifbare und motivierende Zwischenziele zerteilen. Ein konkreter Zeitrahmen verleiht dem Ziel Kraft und Ernsthaftigkeit. Ohne Zeitrahmen werden Ziele oft „flexibel" hinausgeschoben. Klar definiert könnte die Formulierung lauten: „Ich will am 15. Mai genau 68 kg wiegen."

Bei der Auswahl der Ziele kommt es, wie so oft im Leben, zu Entscheidungsprozessen, Sie haben dann die Qual der Wahl. Gerade da braucht es Mut zu klaren Entschlüssen. Klare Entscheidungen zu treffen, ist für viele von uns schwer. Wir können nicht Nein sagen. Wir wollen es jedem recht machen oder machen halbherzige Zugeständnisse. Genauso ist es auch mit dem Ja-Sagen. Wenn man sich nach eigenen reiflichen Überlegungen klar für etwas entscheidet, schließt man damit alle anderen Alternativen aus. Günstig wäre, sowohl den Verstand als auch das Gefühl miteinander zu vereinen. Der Kopf, der Bauch und eventuell das Herz stimmen überein. Das Gesamtgefühl ist gut. Bei betonten „Verstandes- oder Gefühlsmenschen" ist entsprechend der Dominanz Rücksicht zu nehmen. Eigene Einstellungen und vorherrschende Gefühle sind im momentanen Entscheidungsprozess wichtige Faktoren. Erst, wenn Sie nicht mehr nachdenken müssen, ist die Entscheidung nach dem jetzigen Stand richtig. Eine klare und endgültige Entscheidung verleiht Kraft und hält anderen Versuchungen stand.

Interessant ist, dass auch unsere Wahrnehmung einem vorangegangenen Entscheidungsprozess unterliegt. Ob wir Möglichkeiten und Chancen oder Gefahren und Risiken wahrnehmen oder sehen können, wurde von uns irgendwann vorher entschieden. Auch ob wir erfolgreich sind oder nicht, ist eine Entscheidung. Entscheiden Sie sich daher aus voller Kraft dafür, dass es Ihnen leichtfällt, erfolgreich zu sein, wird das Ihren Zielsetzungsprozess positiv beeinflussen. Ob Sie ein Ziel realistisch einschätzen oder nicht, ist ebenfalls eine Entscheidung, eine Bewertung über Ihre eigene mentale Stärke. Viele Erfindungen waren nur deshalb möglich, weil ein Experte an das Unmögliche oder an etwas völlig Neues geglaubt hat.

Gerald Hüther[3] beschreibt treffenderweise den Mechanismus nach Entscheidungen. Das Gehirn wird allein dadurch, dass es künftig überwiegend dafür benutzt wird, wofür wir uns entschieden haben, in seiner inneren Organisation immer besser an die von ihm verlangten Leistungen angepasst. Der Wille, die Absicht, das Motiv bahnen den Weg. Wenn derselbe Weg immer wieder benutzt wird, entsteht daraus allmählich eine Straße und irgendwann sogar eine Autobahn zum Ziel, auch im Gehirn.

Werden Sie sich auch bewusst, dass jeder Schritt zum Ziel wertvoll ist. Manche kleine Schritte kommen uns lächerlich und unnötig vor, aber wenn wir von einer Sache begeistert sind und es wirklich wollen, ist jeder Schritt von großem Wert. Viele kleine Schritte führen oft viel weiter als wenige große Schritte, die uns nach kurzer Zeit überfordern. Jeden Tag einen kleinen Schritt setzen, bedeutet 365 Schritte im Jahr. Das ist bedeutend mehr als 30 Schritte pro Tag, die schon nach drei Tagen dazu führen, dass es uns zu anstrengend wird und wir die Sache doch lieber bleiben lassen.

Auf dem Weg zum Ziel gibt es auch Hindernisse oder Umwege. Sie verlangen uns einiges an Anstrengung ab. Das gehört dazu. Es gilt zu bedenken, dass Schwierigkeiten, Hürden und Schicksalsschläge ebenso zur Weiterentwicklung beitragen können. Vorausgesetzt, wir setzen uns aktiv damit auseinander und nehmen unser Leben selbst in die Hand. Nur dann stellen wir uns den Herausforderungen des Lebens. Wir alle können durchhalten, wenn das Ziel zu uns passt und wir mit Leichtigkeit vieles dazu tun, um es zu erreichen. Manchmal helfen unerwartete Umstände, die uns so manche Hürde aus dem Weg räumen, die uns zum Ziel schweben lassen. Genau das sind auf unserem Weg wichtige Indikatoren, die uns zeigen, dass das Ziel passend eingestellt ist.

Jedes erreichte Ziel erfüllt uns mit einem gewissen Stolz und einer inneren Zufriedenheit, vor allem wenn der Weg zum Ziel schwierig war. Aber das Leben geht weiter und wir brauchen neue Ziele, die uns beflügeln. Manchmal genügt es, einen Samen zu setzen und abzuwarten oder bewusst kein Ziel zu haben und in den Tag hineinzuleben. Langfristig lohnt es sich im Leben aber, seinen Wünschen und Bedürfnissen nachzugehen, klare Ziele zu setzen und alles dafür zu tun, um diese auch zu erreichen.

Workshop: Mentale Übungszeit

SMARTE Ziele setzen

In einem ersten Schritt führen Sie eine kurze Lebensreflexion durch. Setzen Sie sich auf einen bequemen und ruhigen Platz. Betrachten Sie Ihr bisheriges Leben und bringen Sie das zu Papier, was spontan kommt. Beantworten Sie folgende Fragen:

- Auf welche Ereignisse blicken Sie gerne zurück?
- Welche Erfahrungen und Erkenntnisse haben Sie im Leben weitergebracht?
- Welche schönen Dinge erleben Sie an einem gewöhnlichen Tag?
- Was gibt Ihrem Leben weiterhin Sinn?
- Was möchten Sie unbedingt noch erleben?

Eine zweite gute Möglichkeit der Reflexion bietet das sogenannte LEB-Modell.[4] LEB steht für *Loslassen*, *Entwickeln* und *Bewahren*. Sie gehen für sich die einzelnen Begriffe durch und fragen sich: Was will ich in meinem Leben bewahren? Was gilt es, endlich loszulassen? In welchen Bereichen möchte ich mich weiterentwickeln? Zusätzlich könnten Sie sich fragen, was eine weise Frau oder ein weiser Mann dazu sagen würde. Die Erkenntnisse aus dieser kleinen Lebensschau können als Grundlage für Ihre Zielsetzungen dienen.

Der nächste Schritt besteht in der Beschreibung des konkreten Zielzustandes. Was genau möchte ich bis wann erreichen? Die SMART-Regel hilft, diese Beschreibung zu konkretisieren. Diese Beschreibung muss jedenfalls positiv formuliert sein (Perspektive: „hin zu") und sollte keinem Mangelbewusstsein entspringen (Perspektive: „weg von").

Mein Zielzustand: _____

Richtig interessant in diesem Zielsetzungsprozess wird es mit zusätzlichen Fragestellungen und der praktischen Arbeit mit Tisch- oder Bodenankern, die als Platzkarten ausgelegt werden. Dazu werden Karten zu sieben Bereichen vorbereitet und in einer schlüssigen Reihenfolge auf Tische oder auf den Boden gelegt. Einen Vordruck dieser Karten finden Sie auf unserer Homepage www.active-life.at als Download.

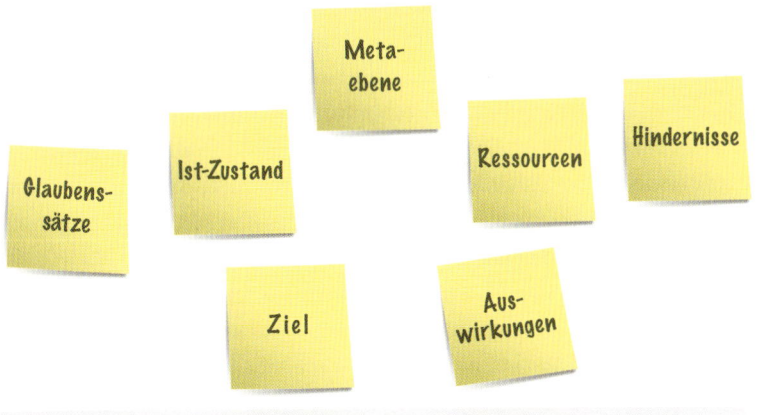

Die sieben Bereiche

Sind die Karten ausgedruckt und positioniert, geht es im Zielsetzungsprozess weiter. Sie nehmen nun die einzelnen Plätze ein und reflektieren anhand der Fragestellungen jeden Bereich. Anschließend richten Sie Ihre gesamte Zielplanung danach aus.

Mentale Quicktipps

Schnell gehen sollen die mentalen Übungen[6] und effektiv sollen sie auch noch sein. Ist das überhaupt möglich?

Ja! Mit Elementen des mentalen Trainings, die leicht in den Alltag integrierbar sind, lassen sich Gedanken und Vorstellungen einfach lenken. Mit den hier beschriebenen Quicktipps können Sie in wenigen Minuten mental fit werden. Jede Übung steht für sich. Schon die einmalige Anwendung bringt spürbare Veränderungen. Mit jeder weiteren Wiederholung werden Sie merken, dass die Wirkung schneller und intensiver einsetzt. Entweder Sie lassen sich von einer Übung finden oder Sie suchen für eine aktuelle Situation bewusst eine Übung aus und probieren diese.

Und möglicherweise kommen Sie auf den Geschmack und befassen sich mit längeren Formen des mentalen Trainings.

Im Anschluss finden Sie zu unterschiedlichen Anwendungsgebieten entsprechende Übungsvorschläge. Die Übungszeit erstreckt sich von 30 Sekunden bis maximal fünf Minuten.

141

Thema: Aussteigen aus Situationen
FOKUS UMLENKEN
Dauer: 3–5 Minuten
Starten Sie diese Übung mit einer Vorübung. Sie zählen bewusst die folgende Zahlenfolge: 10–1, 9–2, 8–3, 7–4 und 6–5 auf Deutsch, Englisch oder einer anderen Sprache. Danach schenken Sie Ihre Aufmerksamkeit den „kleinen Dingen". Sie schauen aus dem Fenster und beobachten andere Menschen: Welche Kleider tragen sie und was tun sie gerade? Oder Sie widmen sich einigen Gegenständen im Raum: Welche Gegenstände befinden sich im Raum und welche Bedeutung haben diese? Oder Sie blicken in einen Spiegel und betrachten Ihre Haare und dann Ihre Finger: Wie sehen Ihre Haare und wie Ihre Fingernägel aus? Gehen Sie bei allen Beobachtungen bis ins kleinste Detail.
Oft sind es nur kleine Ablenkungen, die uns entlasten und wieder auf andere Gedanken bringen.

„NA UND?"
Dauer: 30 Sekunden
Sie werden im Leben mit unterschiedlichen nervenden Situationen konfrontiert: Beim Kochen geht was daneben. Sie haben gerade die Nachrichten versäumt. Ein anderer schnappt Ihnen vor Ihren Augen den Parkplatz weg. Sie haben es eilig und die Ampel schaltet auf Rot. Sie ärgern sich, weil der Kellner nicht sofort daherkommt.
Ein Widerstand erzeugt hier oft innere Spannung und ein schlechtes Gefühl. Dabei wäre es sinnvoller, diese Situationen zu akzeptieren, vor allem, wenn Sie die Umstände nicht sofort ändern können. Schwächen Sie beim nächsten Mal dieses Geschehnis mit einem gedanklichen „Na und?" ab. Machen Sie das bewusst herzlich.
Sofort werden Sie eine Erleichterung verspüren und diese Situation zunehmend akzeptieren.

Thema: Gute Laune erzeugen
SMILEY-COLLAGE
Dauer: 2–3 Minuten
Es gibt Zeiten, in denen wir mit negativen Situationen konfrontiert sind: Wir begegnen unfreundlichen Menschen, Arbeitskolleginnen und Arbeitskollegen sind schlecht drauf, die Kinder nerven oder Vorgesetzte sind schlecht gelaunt.

In solchen Situationen nehmen Sie ein Blatt Papier zur Hand und zeichnen viele lachende Gesichter darauf. Jedes dieser Smileys hebt Ihre Laune. Zusätzlich bekommt noch jedes Lachgesicht den Namen einer Person, die heute schlecht drauf war.

WARTEZEITEN VERSÜSSEN
Dauer: 2–3 Minuten
Manchmal sind wir gezwungen, zu warten. Ob in einer Schlange vor der Kasse, vor einer roten Ampel oder bei einem Arztbesuch, die Stimmung sinkt. Statt mit dem Smartphone Ihre Nachrichten zu checken, nutzen Sie diese Wartezeit zum Innehalten. Atmen Sie ein paar Mal bewusst tief ein und aus. Spüren Sie Ihre Fußsohlen und den Kontakt zum Boden. Richten Sie sich bewusst auf. Lassen Sie Ihr Brustbein strahlen. Zaubern Sie ein Lächeln in Ihr Gesicht, indem Sie Ihre Mundwinkel hochziehen. Lassen Sie das Lächeln langsam entstehen und sich bis in jede Zelle Ihres Körpers ausbreiten. Spüren Sie, wie Ihr ganzer Körper zu strahlen beginnt.

Thema: Stressabbau
GEH-MEDITATION
Dauer: 3–5 Minuten
Verlassen Sie den Raum und gehen Sie am Gang oder im Freien bedächtig dahin. Setzen Sie jeden Schritt bewusst hintereinander. Beobachten Sie auch Ihre Armbewegungen, Ihre Atmung, Ihre Körperhaltung. Richten Sie sich auf, das Brustbein strahlt. Sie beginnen schrittweise tiefer einzuatmen. Die Ausatemphase verdoppelt sich. Sie können auch Ihre Schritte mit der Atmung kombinieren. Beispielsweise atmen Sie vier Schritte lang ein und danach acht Schritte lang aus, so wie es Ihnen behagt. Danach setzen Sie wieder mit neuem Elan Ihre Tätigkeit fort.

STRESS AUSATMEN
Dauer: 1 Minute
Beobachten Sie für ca. eine Minute Ihre Atmung. Spüren Sie den Luftstrom beim Ein- und Ausatmen. Hören Sie die Atemgeräusche, nehmen Sie die Atembewegungen im Brust- und Bauchbereich wahr. Mit ein paar bewussten Ausatemstößen schließen Sie die Übung und atmen damit den restlichen Stress weg.

Thema: Motivation

SO TUN ALS OB

Dauer: 5 Minuten

Beschließen Sie, fünf Minuten lang so zu tun, als ob Sie voll motiviert sind, z. B. für Bewegung. Bringen Sie sich künstlich in Fahrt. Ziehen Sie lustvoll Ihre Sportkleidung an, schnüren Sie mit Freude Ihre Laufschuhe, bewegen Sie zum Aufwärmen mit Vorfreude Ihre Gelenke, pfeifen Sie fröhlich vor sich hin.

Die Wahrscheinlichkeit ist nun sehr groß, dass Sie die Trainingseinheit, zu der Sie zu Beginn wenig Antrieb hatten, nun doch durchziehen. Falls Sie nach fünf Minuten noch immer keine Motivation zum Training haben, dann brechen Sie ab und machen etwas anderes, wozu Sie gerade Lust haben.

POWERMUSIK

Dauer: 3–5 Minuten (Länge eines bestimmten Songs)

Musik hat großen Einfluss auf unsere Stimmung. Suchen Sie sich ein Lied aus, das Sie anspornt, das Ihre Endorphine sprudeln lässt. Geeignet sind alle Songs mit Aufforderungscharakter, Stücke, die unter die Haut gehen und Ihre Stimmung deutlich heben.

Spielen Sie diese Musik laut und bewegen Sie sich dazu, das aktiviert Ihr Herz-Kreislauf-System. Sie stellen sich währenddessen Ihre Ziele, Ihren Erfolg oder Ihre Vorteile vor. Sie werden erstaunt sein, wie wirkungsvoll diese musikalische Zeit ist.

144

Key Fact 7: Beziehungen

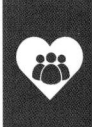

Gute Beziehungen fördern unsere Gesundheit und unser Lebensglück. Die Wissenschaft hat herausgefunden, dass das Eingebundensein in ein Netzwerk von guten sozialen Kontakten lebensnotwendig ist und sogar lebensverlängernd wirkt. Daher ist jede Form der Beziehungspflege eine hervorragende Investition in eine langfristige Lebensqualität. Genau diese wichtigen Aspekte berücksichtigt dieses Kapitel.

Was sind „Beziehungen"?

Unter dem Begriff „Beziehungen" verstehen wir die zwischenmenschlichen Kontakte und die Interaktionen zwischen zwei, mehreren oder vielen Menschen. Er bezieht sich auf Paarbeziehungen genauso wie auf Gruppen, Teams, Interessengemeinschaften und andere Kollektive. Im positiven Sinne geht es um ein wertschätzendes, vertrauenvolles, unterstützendes, liebevolles und achtsames Miteinander. Dieses soziale Wohlbefinden kann in einer Partnerschaft, in der Familie, in der Arbeit, unter Freunden, in Interessengemeinschaften, also in unterschiedlichsten sozialen Gefügen gelebt werden.

Miteinander überleben

Jeder Mensch kommt mit einem Gehirn auf die Welt, in dem Charakter, Begabungen und Grenzen schon weitgehend festgelegt sind. Durch ein anregendes und sicheres Umfeld, durch erfüllbare Anforderungen wird das Gehirn zeit unseres Lebens zu Wachstum stimuliert. Beispielsweise haben Kinder, die in ihrer frühen Entwicklung stark vernachlässigt wurden, kleinere Gehirne und weisen hinsichtlich Intelligenz, Sprachvermögen und Feinmotorik lebenslange Einschränkungen auf, sind eher impulsiv und hyperaktiv. Ebenso prägt sich die Entwicklung unserer Muttersprache unabhängig von unserer genetischen Ausstattung aus. Sie wird in der sogenannten kritischen Phase des Spracherwerbs ausschließlich vom Umfeld bestimmt.[(3)]
Wie alle sozialen Lebewesen haben wir Gehirnschaltkreise entwickelt, die mit Bindung, Kooperation und dem Vorhersehen von Verhalten des

Gegenübers befasst sind. Wir wissen auch, dass andere Menschen ihre eigenen Gefühle, Gedanken und inneren Bilder haben. Das Zusammenleben in Gruppen erfordert außerdem soziale Fähigkeiten wie die Kontrolle des eigenen Verhaltens zugunsten des anderen, den subtilen Wettbewerb bei der Fortpflanzung sowie das Vorhersagen des Verhaltens unserer Mitmenschen.

Zwischenmenschliche Beziehungen befriedigen unser Bedürfnis nach Zugehörigkeit, Bestätigung und Geborgenheit. Ein solches Beziehungsgeflecht sorgt auch dafür, dass wir uns bei Konflikten und in Zeiten von Krisen Rat und Zuspruch holen können. Freundschaften fördern sogar die körperliche Gesundheit.

Wer sich in gutem Kontakt zu anderen befindet, kann Kraft und Energie generieren und auch geben.

An all diesen Aktivitäten ist der Neocortex, der stammesgeschichtlich jüngste Teil der Großhirnrinde, maßgebend beteiligt. Diese sozialen Interaktionen lassen auch jene Hirnregionen wachsen, die für das Verstehen von und den Umgang mit anderen zuständig sind. Menschen in größeren sozialen Netzwerken haben entsprechend große „soziale" Gehirnregionen. Bei Primaten steigt die Größe des Neocortex im Verhältnis zu anderen Gehirnarealen fast direkt proportional zur Größe der sozialen Gruppe an.[2]

Der Mensch hat somit eine ausgeprägte soziale Ader. Gut mit seiner Umgebung zu interagieren, ist für eine normale Gehirnentwicklung nicht nur förderlich, sondern offensichtlich lebensnotwendig.

Glück ist ansteckend

Der World Happiness Report der UNO[5] zeigt, dass neben Faktoren wie Finanzkraft, soziale Stabilität, freie Meinungsäußerung, Kriminalitäts- und Geburtenrate, Spendenbereitschaft und Lebenserwartung die Qualität menschlicher Beziehungen entscheidend für das persönliche Glück ist. Haben wir gute Freunde, rücken selbst Faktoren wie Zeit, Geld und Gesundheit in den Hintergrund. Das erklärt auch das erstaunlich gute Abschneiden mancher schlecht entwickelter Länder.

Freude und Sinnhaftigkeit sind zwei wichtige Faktoren für das Glücksempfinden. In einer groß angelegten amerikanischen Studie[6] zeigt sich, dass diese beiden Faktoren in der Gemeinschaft grundsätzlich steigen. So erlebten die Menschen einen stärkeren Sinngehalt, wenn sie sich zusammen mit anderen Familienangehörigen mit den Kindern

146

beschäftigen. Eine ehrenamtliche Tätigkeit macht mehr Freude und steigert die Sinnhaftigkeit, wenn man in Gesellschaft ist, egal mit wem. Essen ist angenehmer mit Verwandten und der Arbeitsweg sinnvoller in Begleitung von Kolleginnen und Kollegen u.a.m.

Es zeigt sich eindeutig, dass Glück, ähnlich wie Lachen und Gähnen, ansteckend ist. Wir werden nicht nur glücklich, wenn ein Freund oder eine Freundin es gerade ist, wir werden es auch, wenn es ein Freund des Freundes ist. Es läuft wie eine Kettenreaktion durch die sozialen Netzwerke. Natürlich dünnt es sich aus, im Raum und auch in der Zeit. Und diese Effekte gelten genauso für andere positive Dinge wie Liebe, Lebensfreude und Lebenszufriedenheit, aber auch für Unglück, Fettleibigkeit und Ängste.

Aus der sozialen Neurowissenschaft[7] und durch die neuen noninvasiven Untersuchungsmöglichkeiten können wir das Sozialwesen Mensch noch besser verstehen: Wie fühlt man, was der andere fühlt? Woher wissen wir, was der andere denkt? Wie regulieren wir unsere Gefühle? Was sind Empathie und Mitgefühl wirklich?

Die Glaubenssysteme unterschiedlicher Menschen und Kulturen ergeben mehr oder weniger stark differenzierte Verhaltensweisen. Es führt zu weniger Konflikten, wenn wir uns von der eigenen Perspektive lösen und die Perspektive der anderen einnehmen können. Trotz aller Unterschiede sind wir viel mehr miteinander verbunden, als es uns unsere Gesellschaft suggeriert. Es gibt mittlerweile viele Studien für Resonanzen und emotionale Ansteckungsphänomene, wie sich das beispielsweise vorhin beim Glück zeigte.

Empathie und Mitgefühl sind zum Beispiel zwei solche Phänomene. Sie unterscheiden sich aber bedeutsam, sind zwei unterschiedliche Systeme – Verschaltungen – im Gehirn. Empathie ist die emotionale Resonanzfähigkeit, das Einfühlungsvermögen. Wir teilen Gefühle mit anderen, sensibilisieren uns für die anderen. Wenn wir aber zu sehr in diese emotionale Resonanz verfallen, kann das zu empathischem Stress – beispielsweise extremer Angst – führen und uns handlungsunfähig machen. Durch Mitleid entsteht mehr Leid.

Mitgefühl hingegen ist nicht Mitleiden oder Mitfreuen, es ist mehr ein Gefühl von Fürsorge, eine Folge von Empathie, der Qualität von Liebe gleichend, das Wohl des anderen im Auge behaltend und zugleich eine Motivation zur Hilfe und Fürsorge, das heißt, es mündet in Handlung, je nach Wissen und Handlungsfähigkeit.

Solche sozialen Kompetenzen können bis zu einem gewissen Maß durch Verhaltens- und Mentaltraining, durch eine Kultivierung des Geistes, erlernt werden und führen nachweislich zu plastischen Veränderungen im Gehirn. Es hängt aber auch mit den Erfahrungen – unseren Mustern – zusammen, wie gut und schnell Erfolge dabei zu verzeichnen sind.

Wenn aber beispielsweise Empathie alleine trainiert wird, entsteht mehr von einem Gefühl – mehr Leid, mehr Freude oder Ähnliches. Wird Mitgefühl trainiert, entstehen auch bei Leid gleichzeitig positive Gefühle. Ich weiß, das ist nicht mein Leid. Damit kann ich bewusst in ein anderes System gehen. Ich kann den anderen umarmen, kann rettende bzw. deeskalierende Maßnahmen einleiten. Dabei entsteht ein Gefühl der Hingabe, des Helfen-Könnens, eine Art Beglückung. Die Essenz von Mitgefühl wäre, dass es die völlige Abhängigkeit und Wechselbeziehung zwischen Menschen und der Natur gibt. Der andere oder das andere ist genauso wichtig wie ich. Das setzt aber einen gravierenden Bewusstseinswandel oder eine wesentliche Erhöhung unseres Bewusstseinslevels voraus. Es geht schlussendlich um die Menschheit. Veränderungen sind möglich. Die Freiheit, eine klare Entscheidung hin zu positiven Veränderungen zu treffen, liegt in uns. Wenn wir uns um die Verbesserung unserer Beziehungen bemühen und uns ändern, ändern wir ebenso unsere Mitmenschen und umgekehrt.

Bessere Beziehungen

Bestimmte Faktoren bilden die fundamentale Grundlage für erfolgreiche Beziehungen bzw. die Verbesserung von Beziehungen zwischen Menschen.

Diese Faktoren sind:
- das Ausmaß des Mögens (Sympathie, Vertrauen, Attraktivität)
- die Übereinstimmung im realen Leben (Gemeinsamkeiten, Ähnlichkeiten)
- der Austausch zwischen zwei oder mehreren Personen (verbale und nonverbale Kommunikation)

Die drei beschriebenen Beziehungsfaktoren bedingen sich gegenseitig. Wird die Qualität einer dieser drei Komponenten verbessert, steigen auch die Werte in den anderen beiden Bereichen. Für eine gute Kommunikation sind ein hoher Wert im Mögen und gemeinsame Übereinstimmungen von Vorteil. Damit das Ausmaß des Mögens steigen kann, muss es eine gute Kommunikation bzw. Übereinstimmungen geben. Gemeinsamkeiten und Ähnlichkeiten lassen sich durch einen entsprechenden Austausch herausfinden und werden durch das Ausmaß des Mögens begünstigt.

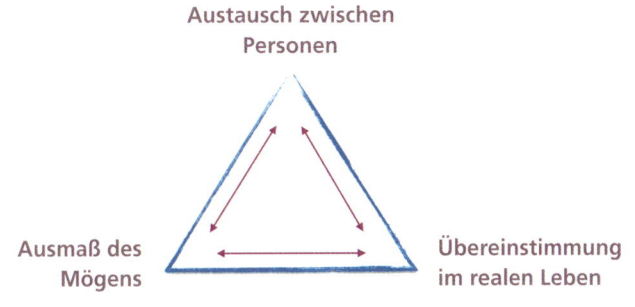

Beziehungsfaktoren

Austausch zwischen Personen

Ausmaß des Mögens

Übereinstimmung im realen Leben

Zwischenmenschliche Anziehung, also das Ausmaß des Mögens, wird durch Begriffe wie Attraktivität, Sympathie und Vertrauenswürdigkeit festgelegt. Dabei ist einmal der erste Eindruck von entscheidender Bedeutung, was schon aus evolutionärer Sicht sinnvoll ist. Freund und Feind schnell und sicher unterscheiden zu können, kann in kritischen Situationen sogar über Leben und Tod entscheiden. Unser Gehirn verarbeitet automatisch alle verfügbaren Informationen über eine unbekannte Person, vergleicht sie mit den vorhandenen Daten (Wissen, Erfahrungen, Prägungen) und lässt sofort ein Gefühl von Mögen oder Nichtmögen entstehen. Wir schätzen im ersten Moment ein, ob jemand vertrauenswürdig und sympathisch oder aber gefährlich bzw. hinterhältig ist.[1]

Übereinstimmungen im realen Leben können sowohl Überzeugungen, Einstellungen und Werte sein als auch die Themen Arbeit, Hobbys, Interessen usw., ganz nach dem Motto „Gleich und gleich gesellt sich gern". Menschen, die Ihnen ähnlich sind oder gleiche Interessen haben, teilen mit Ihnen Meinungen, Faszination, Erfahrungen u. v. m. Umgekehrt führt Unähnlichkeit zu starker Ablehnung, wenn beispielsweise eine andere Person eine konträre Meinung vertritt.[1]

Ein Schlüsselfaktor in Sachen Beziehung ist aber eine ausgeprägt gute Kommunikationsfähigkeit. Sich aufeinander einzulassen, zu geben

149

und zu nehmen, achtsam zuzuhören und einfühlsam zu antworten sind wichtige Tatsachen einer positiven Gesprächsführung. Sowohl die Sach- als auch die Beziehungsebene sowie die Übereinstimmung zwischen Sprache, Gestik und Mimik spielen dabei eine wichtige Rolle.

Achtsame Kommunikation

Wie schon im Kapitel „Entspannung" erwähnt, ist Achtsamkeit eine alltägliche Aufgabe, fernab von blinden Gewohnheiten, vorgefassten Urteilen und automatischem Tun. Die achtvolle Kommunikation ist eine Möglichkeit, anderen Menschen und uns selbst in einer klaren, hellwachen und umfassenden Weise zu begegnen.

Achtsamkeit in der Unterhaltung bedeutet ebenso, konsequenter in der Wahl unserer Gesprächspartner und des Gesprächsstoffes zu sein. Sehr oft sind wir in der Unterhaltung abwesend, weil uns das Gesagte schlicht und einfach nicht interessiert. Nicht immer – beispielsweise im Beruf – können wir uns aussuchen, mit wem wir uns verbal austauschen und was Thema ist. Hier ist es ratsam, im Gespräch möglichst sachlich zu bleiben. Haben wir diese Wahl jedoch, ist es ein Teil der Achtsamkeit, sich bewusst zu werden, wie dieses Gespräch verläuft. Nimmt die Kommunikation einen Verlauf, den wir nicht wollen, sollten wir diesen Wortwechsel in eine andere Richtung lenken oder dankend und respektvoll aus dem Gespräch aussteigen können. Ein solches Verhalten erfordert anfangs viel Mut, zollt aber dem wichtigsten Menschen in unserem Leben Respekt – uns selbst.

Haben wir uns bewusst für eine achtsame Unterhaltung entschieden, führt das im Gespräch automatisch zu einem Aufbau von Präsenz, die Ihr Gegenüber spüren wird. Wir versuchen zuerst selbst im Einklang zu sein, atmen ruhig und gleichmäßig, spüren die eigene Muskelspannung, halten inne, wissen über die Bedeutung einer guten Kommunikation und akzeptieren, was ist.

Dann folgt ein bewusstes, wertungsfreies Wahrnehmen des Gesprächspartners/der Gesprächspartnerin, der Worte und nonverbalen Signale. Wichtig dabei ist auch, das Gegenüber aussprechen zu lassen, sich in die Welt des anderen hineinzuversetzen, die Gefühle und Bedürfnisse des anderen wahrzunehmen. Oft genügt ein verständnisvolles Zuhören, ohne Entgegnung. Erst nachdem Sie aufmerksam zugehört haben und sich Ihrer Worte bewusst sind, antworten Sie wertschätzend und einfühlsam. Bei Unklarheiten fragen Sie nach. Sagen Sie Ihrem Gegenüber, was Sie denken und fühlen, verwenden Sie Ich-Botschaften, äußern Sie Ihre Bedürfnisse. Beispiel: „Ich bin verärgert und hätte gerne mehr Ordnung in der Küche. Kannst du mir helfen, die Küche besser in Ordnung zu halten? Ich würde mich darüber sehr freuen."

Das ist der Weg der achtsamen Kommunikation. Absolut empfehlenswert ist auch, sich mit bewährten Kommunikationsmethoden wie „Miteinander reden" nach Schulz von Thun[8], der „Transaktionsanalyse" nach Eric Berne[9] oder „Gewaltfreie Kommunikation" nach Marshall Rosenberg[10] auseinanderzusetzen.

Schulz von Thun spricht von vier Seiten einer Nachricht – Sachinhalt, Beziehung, Appell und Selbstoffenbarung – und wie Sie damit umgehen. In der Transaktionsanalyse geht es um unterschiedliche Persönlichkeitsebenen – Eltern-Ich, Erwachsenen-Ich und Kind-Ich – und um unbewusste sowie bewusste Rollenspielchen. Rosenberg beschreibt eine Form der einfühlsamen Kommunikation, in der Beobachtung, Gefühle, Bedürfnisse und Bitten eine entscheidende Rolle spielen.

Insgesamt lohnt es sich, die kommunikative Kompetenz zu verbessern, um mit anderen Menschen in Frieden zu leben und einen entsprechenden Umgang mit ihnen zu pflegen. Aber auch Abgrenzung und Distanz sind im sozialen Bereich von großer Bedeutung.

Grenzen setzen – Raum schaffen

Grenzen sind dazu da – neben all der Kontakt- und Kommunikationsfreudigkeit –, das Leben und die Interessen jedes Menschen und jeder Gruppe zu schützen, das heißt anzuerkennen, dass das Leben örtlich, zeitlich und emotional Grenzen besitzt oder benötigt. Es ist (lebens-) wichtig, dass jeder Mensch entscheiden kann und darf, wie weit er etwas aufnimmt bzw. jemanden an sich heranlässt. So wird beispielsweise eine Paarbeziehung auf Dauer nicht funktionieren, wenn diese keinen geschützten Rahmen hat, keinen Ort und keine Zeit, in der sie gelebt wird. Ähnliches gilt für das berufliche Leben, das Zusammenleben in anderen Institutionen und andere zwischenmenschliche Beziehungen.[4]

Wo sind meine Grenzen und wie finde ich sie? Wen lasse ich wie nahe an mich heran? Wen halte ich auf Distanz?

Kommt uns jemand körperlich zu nahe, werten wir dies als „Grenzverletzung". Wir reagieren dann entsprechend. So kann das Beobachten von alltäglichen Verletzungen dieser persönlichen Distanzen recht in-

151

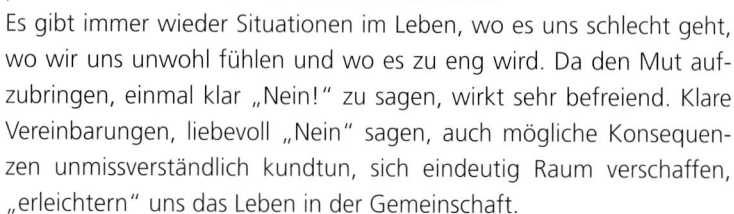

teressant sein. Wir können dadurch erfahren, wie die Menschen im Bus, in der Straßenbahn oder im Fahrstuhl auf Nähe reagieren. Schließlich stehen wir hier anderen Personen körperlich so nahe, wie wir dies freiwillig nur wenigen erlauben. Grenzen bestehen aber nicht nur im zwischenmenschlichen Bereich. Auch Aufgabengebiete in der Arbeit, Büros bzw. Bürobereiche, Ordnungen in Unternehmen, Rückzugsbereiche in den privaten Räumen, Verhaltensregeln in einer Gemeinschaft und gesetzliche Regelungen, Wohnungen, Häuser, Grundstücke oder persönliche Sachen können Grenzen darstellen.

Es gibt immer wieder Situationen im Leben, wo es uns schlecht geht, wo wir uns unwohl fühlen und wo es zu eng wird. Da den Mut aufzubringen, einmal klar „Nein!" zu sagen, wirkt sehr befreiend. Klare Vereinbarungen, liebevoll „Nein" sagen, auch mögliche Konsequenzen unmissverständlich kundtun, sich eindeutig Raum verschaffen, „erleichtern" uns das Leben in der Gemeinschaft.

Workshop: Beziehungsarbeit

In diesem Workshop befassen wir uns mit unserem Umfeld. Im ersten Teil analysieren wir unser persönliches Beziehungsgeflecht. Wie Sie mit einem Würfel dann tägliche Beziehungspflege üben, zeigt Ihnen der zweite Workshopteil. Viel Freude dabei!

Umgebungsanalyse
Nehmen Sie ein Blatt Papier zur Hand, zeichnen Sie in der Mitte einen Kreis und schreiben Sie das Wort „ICH" in den Kreis.

Ordnen Sie die Personen aus Ihrem Umfeld – Menschen, mit denen Sie regelmäßig zu tun haben und/oder die Ihnen wichtig sind (Familie, Verwandte, Arbeitskollegen/innen, Vereinskollegen/innen, Nachbarn/innen, Freunde/innen) – auf diesem Arbeitsblatt um sich herum im passenden Abstand an. Sie können die Personen ebenso als Kreis darstellen oder stellvertretend für die Personen auch Münzen nehmen. Wenn das Bild Ihrer Umgebung für Sie schlüssig ist, können Sie sich Fragen stellen:
Mit wem habe ich eine gute, mit wem eine schlechte Beziehung?
Zu wem möchte ich meine Beziehung verbessern?
Welche Beziehungen möchte ich lösen?
Wie kann ich meine Beziehung zu wichtigen Menschen in meinem Leben verbessern?

In weiterer Folge können Sie zur Verbesserung von Beziehungen die Tipps aus „Beziehungen zu anderen verbessern" beherzigen und diesbezüglich konkrete Ziele – siehe Kapitel „Mentale Stärke – SMARTE Ziele" – setzen und verfolgen.

Tägliche Beziehungspflege mit dem Würfel
Jeder Mensch freut sich über die Zeit, die Sie ihm schenken, oder über kleine Aufmerksamkeiten. Machen Sie sich regelmäßig Gedanken, wie Sie anderen etwas Gutes tun können. Ein Würfel, den Sie entsprechend beschriften, kann Ihnen bei der Beziehungspflege helfen. Sie können Namen, Bereiche und Themen auf die sechs Seiten schreiben, täglich würfeln und damit einen Schwerpunkt setzen. Der Würfel dient als Erinnerungshilfe für die tägliche Beziehungspflege.

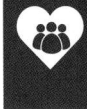

153

Beschriftungsbeispiel:
Partner/in, Kind/er, Freund/in, Arbeitskollegen/innen, Nachbarn/innen, Ich.

Beispiele für die Beziehungspflege:
Sie würfeln

- PARTNER/IN. Sagen Sie Ihrem Partner/Ihrer Partnerin etwas Liebes oder schenken Sie ihm/ihr Zeit!
- KIND/ER. Schreiben Sie Ihrem Kind ein aufmunterndes SMS!
- FREUND/IN. Schenken Sie einem Freund/einer Freundin eine kleine Aufmerksamkeit!
- ARBEITSKOLLEGE/IN. Schreiben Sie einem Arbeitskollegen/ einer Arbeitskollegin ein freundliches E-Mail! Loben Sie Ihre/n Kollegen/in!
- NACHBARN. Laden Sie Ihre/n Nachbarn/in zum Kaffee oder zum Essen ein!
- ICH. Schenken Sie sich Eigenzeit oder machen Sie sich selber ein kleines Geschenk!

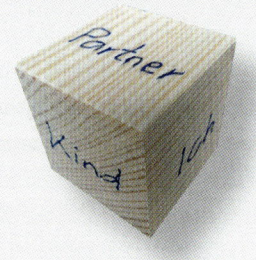

LITERATUR

Die Basics: Über die Evolution zur stabilen Gesundheit

1. Medina, J. (2008). Gehirn und Erfolg. Heidelberg: Springer Verlag.
2. Jeder Zweite ist zu dick! In: Kleine Zeitung am 29.5.2014. Graz: Styria Verlag.
3. Ratey, J., Hagerman, E. (2009). Superfaktor Bewegung. Kirchzarten: VAK Verlag.
4. Kubesch, S. (2004). Das bewegte Gehirn. In: Sportwissenschaft, Jg. 34, Heft 2.
5. Hüther, G., Rüther, E. (2000). Das serotogene System, Bremen: Uni-Med.
6. Babyak et al. (2000). Study: Exercise has long-lasting effekt on depression. In: Duke Today. North Carolina: Duke University.
7. Cotman, C. et al (1998). Exercise-induced regulation of BDNF transcripts in the rat hippocampus. In: molecular brain resarch, Heft 61. Elsevier Science B. V.
8. Blech, J. (2007). Heilung mit Bewegung. Frankfurt: Fischer Verlag.
9. Hollmann, W. et al. (2003). Körperliche Aktivität fördert Gehirngesundheit und -leistungsfähigkeit. In: Nervenheilkunde, 2003 Heft 9. Stuttgart: Schattauer Verlag.
10. 16 Millionen sterben pro Jahr an Lifestyle-Krankheiten. In: Die Presse am 19.1.2015. Wien.
11. Bachl, N., Schwarz, W., Zeibig, J. (2006). Aktiv ins Alter – Mit richtiger Bewegung jung bleiben. Wien: Springer Verlag.
12. Hollman, W., Strüder, H. (2009). Sportmedizin. Stuttgart: Schattauer Verlag.
13. Fonds Gesundes Österreich. Nach Göran Dahlgren und Margaret Whitehead. (1991). www.fgoe.org/presse-publikationen/downloads/fotos-grafiken/infografiken [5.11.2015]
14. Stoppacher, P., Edler, M. (2014). Studie im Auftrag des Landes Steiermark. Teil A: Armut in der Steiermark. Sozialwissenschaftliche Forschung und Entwicklung. Graz.
15. Geiger, L. (2003). Gesundheitstraining. München: BLV Verlag.

Key Fact 1: Ausdauer

1. Zintl, F. (1997). Ausdauertraining. München: BLV Verlag.
2. Muss ich wirklich 10.000 Schritte gehen? In: Kleine Zeitung am 16.6.2015, Graz: Styria Verlag.
3. Fonds Gesundes Österreich (2013). Bewegung – Bewusst lebt besser. Wien.

4. Mit Gehen zu höherer Lebenserwartung. In: Die Presse am 29.6.2013. Wien.
5. Weinek, J. (2009). Optimales Training. Balingen: Spitta Verlag.
6. Geiger, L. (2003). Gesundheitstraining. München: BLV Verlag.
7. Hollman, W., Strüder, H. (2009). Sportmedizin. Stuttgart: Schattauer Verlag.
8. Markworth, P. (2012). Sportmedizin. Hamburg: Nikol Verlag.
9. Blech, J. (2007). Heilung mit Bewegung. Frankfurt: Fischer Verlag.
10. Hatje, T., Ebmeyer, G. (2002). Perfektes Ausdauertraining. München: Südwest Verlag.
11. Schrittumrechner, www.noetutgut.at [23.10.2015]

Key Fact 2: Kraft

1. Weineck, J. (1988). Sportbiologie. Fürth: Perimed Verlag.
2. Training mit Gips. In: Mens Health. Dezember 2000. Hamburg: Verlag Motor Presse.
3. Evans, W., Rosenberg, I. (1991). Biomarkers – The 10 Keys to Prolonging Vitality. New York: Touchstone.
4. Froböse, I. (2014). Das Turbo Stoffwechsel Prinzip. München: GU Verlag.
5. Markworth, P. (2012). Sportmedizin. Hamburg: Nikol Verlag.
6. Schönau, E., Fricke, O. (2006). Muskel und Knochen – eine funktionelle Einheit. In: Deutsches Ärzteblatt, Heft 50. Köln.
7. Geiger, L. (2003). Gesundheitstraining. München: BLV Verlag.
8. Gregg, E. et al (2006). Physical Activity and Osteopeurotic Fracture Risk in older Women. In: Annals of Internal Medicine. Nr. 129. Philadelphia.
9. Die heilende Kraft des Sports. In: Kronen Zeitung am 26.7.2015. Wien.
10. Boeck-Behrens, W. (2006). MaxxF – Das Super-Krafttraining. Hamburg: Rowohlt Verlag.
11. Kiesser, W. (1997). Die Seele der Muskeln. Zürich: Walter Verlag.
12. Ehlenz, et al. (1995). Krafttraining. München: BLV Verlag.
13. McGuff, D., Little J. (2014). 12 Minuten pro Woche. München: Riva Verlag.

Key Fact 3: Koordination

1. Häfelinger, U., Schuba, V. (2013). Koordinationstherapie. Aachen: Meyer & Meyer Verlag.
2. Meinel, K., Schnabel, G. (2004). Bewegungslehre Sportmotorik. München: Südwest Verlag.

3. Spitzer, M. (2007). Lernen – Gerhirnforschung und die Schule des Lebens. Berlin: Spectrum Verlag.
4. Sauer, B. (2007). Neurogenese – Im Alter einen klaren Geist bewahren. In: Pharmazeutische Zeitung, Nr. 41/4.
5. Hollman, W., Strüder, H. (2009). Sportmedizin. Stuttgart: Schattauer Verlag.
6. Beck, F. (2014). Sport macht schlau. Berlin: Goldegg Verlag.
7. Kubesch, S. (2004). Das bewegte Gehirn. In: Sportwissenschaft, Jg. 34, Heft 2.
8. Spitzer, M. (2013). Digitale Demenz. München: Droemer-Knaur Verlag.
9. Kirchner, G., Schaller, H. (1996). Motorisches Lernen im Alter. Aachen: Meyer & Meyer Verlag.

Key Fact 4: Ernährung
1. Koppenhöfer, E. (2004). Kleine Schule des Genießens. Lengerich: Pabst Verlag.
2. Huisman-Guidon, L. (2006). Orthorexia nervosa: wenn gesundes Essen krank macht, Dissertation, Zürich: Hochschule für Angewandte Psychologie.
3. Leitzmann, C. (2001). Welternährung zu Beginn des 21. Jahrhunderts: Die globale Ernährungssituation. In: Biologie in unserer Zeit, Jg. 31, Heft 6, S. 408–416.
4. Schloffer, H. et al. (2010). Ernährung und Gedächtnis. Gedächtnistraining: Theoretische und praktische Grundlagen. Heidelberg: Springer Verlag.
5. Elmadfa,I; Leitzmann, C. (1998). Ernährung des Menschen. Stuttgart: Ulmer Verlag.
6. Leitzmann, C. (2010). Vegetarische Ernährung. Heidelberg: Springer Verlag.
7. Kiefer, I. (2007). Brain Food. In: Scientific American Mind, Jg. 18, Heft 5, S. 58–63.
8. Stähelin, H. B. (1999). Malnutrition and mental functions. In: Zeitschrift für Gerontologie und Geriatrie, Heft 32, S. 27-30.
9. Bensberg, G., Messer, J. (2014). Bewegung und Ernährung. In: Survivalguide Bachelor. Heidelberg: Springer Verlag.
10. Elmadfa, I. et al. (2013). Die große GU Nährwert-Kalorien-Tabelle 2014/15. München: GU Verlag.
11. Mahler, M.; Seifert, W.; Fuhrmeister, A. (2013). Wirkstoffprofile an der Magenschleimhaut. In: Pharmakodynamische Modelle für die Arzneimittelentwicklung, Heidelberg: Springer Verlag.
12. http://www.duden.de/suchen/dudenonline/Heißhunger [2.12.2015]

Key Fact 5: Entspannung
1. Petermann, F., Vaitl, D. (Hrsg., 2009). Entspannungsverfahren. Das Praxishandbuch. Weinheim: Verlag Beltz.
2. Wagner-Link, A. (1996). Aktive Entspannung und Stressbewältigung. Wien: Linde.
3. Kabat-Zinn, J. (2009). Im Alltag Ruhe finden. Meditationen für ein gelassenes Leben. Frankfurt: Fischer Verlag.
4. Heintel, P. (1999). Innehalten. Gegen die Beschleunigung – für eine andere Zeitkultur. Freiburg im Breisgau: Verlag Herder.
5. Wengenroth, M (2012). Therapie-Tools. Akzeptanz- und Commitmenttherapie (ACT). Weinheim, Basel: Verlag Beltz.
6. Altner, N. (2006). Achtsamkeit und Gesundheit. Immenhausen bei Kassel: Prolog Verlag.
7. Gerrig, R. J., Zimbardo, P. G. (2008). Psychologie. 18., aktualisierte Auflage. München, Boston, San Francisco u. w.: Pearson Studium.
8. Hatzelmann, E., Held, M. (2010). Vom Zeitmanagement zur Zeitkompetenz. Weinheim und Basel: Beltz Verlag.
9. Im Fokus. Im Gespräch mit dem Freizeitforscher Peter Zellmann. In: Kleine Zeitung am 23.8.2015, Graz: Styria Verlag.
10. Eibel, K. et al. (2009). Die Qualität des Arbeitslebens von älteren ArbeitnehmerInnen. Graz, Innsbruck, Wien: Eine Studie der Bundesarbeitskammer.
11. Kretschmer, N. (2014). Mentale Unterstützung aus dem Garten der Natur. Facharbeit anlässlich einer Ausbildung zur Dipl. Mentaltrainerin am WIFI Steiermark, Graz.
12. Bossert, J. et al. (1998). Fühl dich gut! München: GU Verlag.
13. Gosch, J. (1998). Psychologie im Sportschießen. Graz: Eigenverlag.
14. Dolan, P. (2015). Absichtlich glücklich. Wie unser Tun das Fühlen verändert. München: Pattloch Verlag.

Key Fact 6: Mentale Stärke
1. Gerrig, R. J., Zimbardo, P. G. (2008). Psychologie. 18., aktualisierte Auflage. München, Boston, San Francisco u. w.: Pearson Studium.
2. Carter, R. (2014). Das Gehirn. München: Dorling Kindersley Verlag.
3. Hüther, G. (2006). Bedienungsanleitung für ein menschliches Gehirn. Göttingen: Vandenhoeck & Ruprecht.
4. Radatz, S. (2007). Coaching-Grundlagen für Führungskräfte. Wien: Verlag Systemisches Management.
5. Wardetzki, B. (2014). Souverän & selbstbewusst. Der gelassene Umgang mit Selbstzweifeln. München: Kösel Verlag.
6. Lechner, V. (2014). Mentale Quick-Tipps. Graz: Eigenverlag.

Key Fact 7: Beziehungen

1. Gerrig, R. J., Zimbardo, P. G. (2008). Psychologie. 18., aktualisierte Auflage. München, Boston, San Francisco u. w.: Pearson Studium.
2. Carter, R. (2014). Das Gehirn. München: Dorling Kindersley Verlag.
3. Swaab, D. (2011). Wir sind unser Gehirn. Wie wir denken, leiden und lieben. München: Droemer Verlag.
4. Höglinger, A. (2004). Grenzen setzen bei Erwachsenen. Linz: Verlag Höglinger.
5. World happiness report der UNO. http://www.redbulletin.com/at/de/life/rekorde-der-menschheit-glucklicher-werden-als-die-schweiz [16.11.2015]
6. Dolan, P. (2015). Absichtlich glücklich. Wie unser Tun das Fühlen verändert. München: Pattloch Verlag.
7. Singer, T. (2015). Im Gespräch. Renata Schmidtkunz spricht mit Tania Singer, Neurowissenschaftlerin und Psychologin. Eine Sendereihe von Renata Schmidtkunz. ORF Ö1 am 11.06.2015.
8. Schultz von Thun, F. (2014). Miteinander reden 1–4. Reinbek bei Hamburg: Rowohlt Verlag.
9. Berne, E. (2002). Spiel der Erwachsenen: Psychologie der menschlichen Beziehungen. Reinbek bei Hamburg: Rowohlt Verlag.
10. Rosenberg, M. B. (2012). Gewaltfreie Kommunikation. Eine Sprache des Lebens. Paderborn: Junfermann Verlag.

BILDNACHWEIS